精编神经外科常见病
诊断与治疗

主 编 赵新艳 许良胜 周之珍 颜振兴 崔守昌

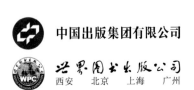

中国出版集团有限公司

世界图书出版公司

西安 北京 上海 广州

图书在版编目（CIP）数据

精编神经外科常见病诊断与治疗/赵新艳等主编.—西
安：世界图书出版西安有限公司，2023.9
ISBN 978-7-5232-0898-4

Ⅰ.①精… Ⅱ.①赵… Ⅲ.①神经外科学－常见病－
诊疗 Ⅳ.①R651

中国国家版本馆CIP数据核字（2023）第204161号

书　　名	**精编神经外科常见病诊断与治疗**	
	JINGBIAN SHENJINGWAIKE CHANGJIANBING ZHENDUAN YU ZHILIAO	
主　　编	赵新艳　许良胜　周之珍　颜振兴　崔守昌	
责任编辑	胡玉平	
装帧设计	济南睿诚文化发展有限公司	
出版发行	**世界图书出版西安有限公司**	
地　　址	西安市雁塔区曲江新区汇新路355号	
邮　　编	710061	
电　　话	029-87214941　029-87233647（市场营销部）	
	029-87234767（总编室）	
经　　销	全国各地新华书店	
印　　刷	山东麦德森文化传媒有限公司	
开　　本	787mm×1092mm　1/16	
印　　张	10.75	
字　　数	212千字	
版次印次	2023年9月第1版　2023年9月第1次印刷	
国际书号	ISBN 978-7-5232-0898-4	
定　　价	128.00元	

编委会

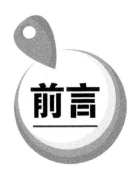

前言

　　随着医学科学技术的日新月异,神经影像诊疗设备的不断更新,神经外科疾病的诊疗技术也有了长足进步,神经外科专业已经进入崭新的时代。现在,神经外科医师在疾病治疗过程中可以借助大量现代化影像设备和数字设备,使手术定位更加精确,以最微小的创伤获得最优的治疗效果。同时,围术期大量的神经疾病监护设备陆续在临床启用,这为医护人员在观察患者病情及治疗用药方面提供了依据,大大提高了神经外科的诊疗质量与护理水平。

　　然而,即使现在拥有大量先进的诊疗与护理仪器,神经外科疾病的诊疗与护理依旧存在着许多亟须解决的问题。其中最重要的是,由于神经外科手术风险程度高,患者病情变化快,疾病的诊疗与护理难度大,而且患者术后往往伴随不同程度的躯体活动障碍,有时还会出现不同程度的意识障碍和认知状况的改变。为减少这类问题的发生,医护人员不仅要掌握丰富的专科疾病知识和娴熟的诊疗、护理操作技能,还需具备敏锐的病情观察能力、掌握各种监护仪器的使用方法,并借此全面评估、分析患者可能出现的情况,预见性地判断、处理问题。基于此,我们特邀请一批在神经外科临床工作多年的专家编写了此书,希望能够帮助医护人员解决上述问题。

　　本书以神经外科常见病为主线，从专业的角度对神经外科疾病诊疗与护理的知识进行了系统、条理的讲解。不仅简要介绍了神经外科疾病的基础知识，警示读者神经外科疾病所表现的症状具有广泛性与相似性，要注意鉴别；还较为详细地叙述了多种神经外科疾病的诊疗方案，帮助读者形成完善的诊疗思路；此外，对神经外科常见疾病的护理操作要点也做了阐述，体现了诊治与护理并重的疾病治疗理念。全书内容丰富，讲解通俗易懂，适合广大神经外科医护人员阅读使用。

　　由于编写时间仓促，编者编写经验有限，且神经外科的诊疗和护理技术日新月异，书中难免出现疏漏之处，敬请广大读者积极指正，以便日后及时修订。

《精编神经外科常见病诊断与治疗》编委会
2023 年 5 月

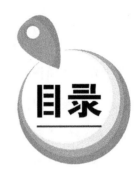

目录

第一章

神经外科疾病的症状与体征

第一节 眩　晕

　　眩晕是临床常见症状,多为自身或周围物体沿一定方向与平面旋转,或为摇晃浮沉感,属运动性或位置性幻觉,是一种人体空间定位平衡障碍。患者自觉自身或外界物体呈旋转感或升降、直线运动、倾斜、头重脚轻感,有时主诉头晕常缺乏自身或外界物体的旋转感,仅表现为步态不稳、头重脚轻感。正常情况下,机体在空间的平衡由视觉、本体感觉及前庭迷路感觉的相互协调与配合来实现,视觉认识并判断周围物体的方位及其与自身的关系,深感觉了解自身的姿势、位置、运动的范围及幅度,前庭系统辨别肢体运动的方向及所处的位置,并经相关大脑皮质及皮质下结构的整合不断调整偏差平衡人体的空间定位。

一、发生机制

　　人体平衡与定向功能依赖于视觉、本体觉及前庭系统,以前庭系统对躯体平衡的维持最为重要。前庭系统包括内耳迷路末梢感受器(半规管中的壶腹嵴、椭圆囊和球囊中的位觉斑)、前庭神经、脑干中的前庭诸核、小脑蚓部、内侧纵束及前庭皮质代表区(颞叶)。前庭神经起源于内耳的前庭神经节的双极细胞,其周围突分布于3个半规管的壶腹嵴、椭圆囊斑和球囊斑,中枢突组成前庭神经,与耳蜗神经一起经内听道至脑桥尾部终止于4个前庭核。一小部分纤维直接进入小脑,止于顶核及绒球小结,前庭核通过前庭小脑束与小脑联系;前庭核又发出纤维形成前庭脊髓束参与内侧纵束,与眼球运动神经核、副神经核、网状结构及脊髓前角等联系。

　　前庭受到刺激时可产生眩晕、眼球震颤和平衡失调等症状。前庭系统中神经递质,如乙酰胆碱、谷氨酸、去甲肾上腺素和组胺等参与了眩晕的发生与缓解。

正常时,前庭感觉器在连续高强频率兴奋时释放神经动作电位,并传递至脑干前庭核。单侧的前庭病变迅速干扰了一侧紧张性电位发放率,引起左右两侧前庭向脑干的动作电位传递不平衡,导致眩晕。

眩晕的临床表现、症状的轻重及持续时间的长短与起病的快慢、单侧或双侧前庭损害、是否具备良好的前庭代偿功能等因素有关。起病急骤,自身的前庭代偿功能来不及建立,患者眩晕重,视物旋转感明显,稍后因自身调节性的前庭功能代偿,眩晕逐渐消失,故前庭周围性眩晕大多呈短暂性发作;双侧前庭功能同时损害,如耳毒性药物所致前庭病变,两侧前庭动作电位的释放在低于正常水平下基本维持平衡,通常不产生眩晕,仅表现为躯干平衡不稳和摆动幻觉,但因前庭不能自身调节代偿,症状持续较久,恢复慢。前庭核与眼球运动神经核之间有密切联系,前庭感受器受到病理性刺激时常出现眼震。前庭各核通过内侧纵束、前庭脊髓束及前庭-小脑-红核-脊髓等通路,与脊髓前角细胞相连接。因此,前庭损害时可出现躯体向一侧倾倒及肢体错误定位等体征;前庭核还与脑干网状结构中的血管运动中枢、迷走神经核等连接,损害时伴有恶心、呕吐、苍白、出汗,甚至有血压、呼吸、脉搏等改变。前庭核对血供和氧供非常敏感,内听动脉供应前庭及耳蜗的血液。该动脉有两个分支:大的耳蜗支供应耳蜗和前庭迷路的下半部分,小的前庭动脉支供应前庭迷路上半部包括外半规管和椭圆囊,两支血管在下前庭迷路水平有吻合,但在前庭迷路的上半部则无吻合。由于前庭前动脉的血管径较小,又缺乏侧支循环,前庭迷路上半部分选择性地对缺血更敏感,故颅内血管即使是微小的改变(如狭窄或闭塞)后血压下降,均影响前庭系统的功能而出现眩晕。

二、病因

根据病变部位及眩晕的性质,眩晕可分为前庭系统性眩晕及非前庭系统性眩晕。

(一)前庭系统性眩晕

由前庭系统病变引起。

1.周围性眩晕

周围性眩晕见于梅尼埃病、前庭神经元炎、中耳炎、迷路炎、位置性眩晕等。

(1)眩晕:突然出现,左右上下摇晃感,持续时间短(数分钟、数小时、数天),头位或体位改变症状加重,闭目症状不能缓解。

(2)眼球震颤是指眼球不自主有节律的反复运动,可分急跳型和摆摆型两型。急跳型是眼球先缓慢向一个方向运动至眼窝极限,即慢相;随后出现纠正这种偏移的快动作,即快相。因快相较慢相易识别,临床上以快相方向为眼震方向。周围性眩晕时眼震与眩晕同时并存,为水平性或水平加旋转性眼震,绝无垂直性,眼震幅度细小,眼震快相向健侧或慢相向病灶侧。向健侧注视眼震加重。

(3)平衡障碍:站立不稳,上下左右摇晃、旋转感。

(4)自主神经症状:伴严重恶心、呕吐、出汗和脸色苍白等。

(5)伴明显耳鸣、听力下降、耳聋等症状。

2.中枢性眩晕

因前庭神经颅内段、前庭神经核、核上纤维、内侧纵束及皮质和小脑的前庭代表区病变所致,多见于椎基底动脉供血不足、小脑、脑干及第四脑室肿瘤、颅高压、听神经瘤和癫痫等。

(1)持续时间长(数周、数月甚或数年),程度较周围性眩晕轻,常为旋转或向一侧运动感,闭目后症状减轻,与头位或体位变化无关。

(2)眼球震颤。粗大,持续存在,与眩晕程度不一致,眼震快相向健侧(小脑病变例外)。

(3)平衡障碍。站立不稳,摇晃、运动感。

(4)自主神经症状。不明显,可伴有恶心、呕吐。

(5)无耳鸣,听力减退、耳聋等症状,但有神经系统体征。

(二)非前庭系统性眩晕

非前庭系统性眩晕由前庭系统以外的全身系统疾病引起,可产生头晕眼花或站立不稳,无眩晕、眼震,不伴恶心、呕吐。常由眼部疾病、贫血、血液病、心功能不全、感染、中毒及神经功能失调。视觉病变(屈光不正、眼肌麻痹等)出现假性眼震,即眼球水平来回摆动、节律不整、持续时间长。很少伴恶心、呕吐。深感觉障碍引起的是姿势感觉性眩晕,有深感觉障碍及闭目难立征阳性。

三、诊断

(一)询问病史

仔细询问病史,了解眩晕发作的特点、眩晕的程度及持续的时间、发作时伴随的症状、有无诱发因素、有无耳毒性药物及中耳感染等相关病史,应鉴别真性或假性眩晕及周围性或中枢性眩晕(表1-1)等。

表 1-1　周围性眩晕与中枢性眩晕的鉴别要点

	周围性眩晕	中枢性眩晕
起病	多较快,可突然发作	较缓慢,逐渐加重
性质	真性眩晕,有明显的运动错觉(中毒及双侧神经则以平衡失调为主)	可呈头晕,平衡失调,阵发性步态不稳
持续时间	多较短(中毒及炎症除外)数秒(位置性眩晕)至数小时(梅尼埃病一般20分钟至数小时)	多持续较长(轻度椎-基底动脉供血不足也可呈短暂眩晕)
消退	逐渐减轻,消退	多持续不退,逐渐加重
间歇(缓解期)	梅尼埃病有间歇期,间歇期无眩晕或头晕,中毒及炎症无间歇期	无间歇期,但可持续轻晕,阵发性加重或突然步态歪斜
听力症状	可伴耳鸣、耳堵及听力下降,梅尼埃病早期呈波动性听力下降	桥小脑角占位病变可有耳鸣及听力逐渐下降,以高频为重也可呈听力突降,其他中枢性眩晕也可无听力症状
自主神经性症状	眩晕严重时伴冷汗、苍白、唾液增多、恶心、呕吐、大便次数增多(迷走神经症状及体征)	可无自主神经性症状
自发性眼震	在眩晕高潮时出现,水平型或旋转型,有快慢相之分,方向固定,持续时间不长	如伴眼震,可持续较长时间,可出现各种类型眼震,如垂直型、翘板型等,可无快慢相之分,方向不固定,可出现凝视性眼震
眼震电图	无过冲或欠冲现象,固视抑制正常,视动性眼球震颤(OKN)正常,诱发眼震方向及类型有规律可循,可出现前庭重振现象	可出现过冲或欠冲现象,固视抑制失败,OKN可不正常,可出现错型或错向眼震,可出现凝视性眼震
其他中枢神经系统	无其他中枢神经系统症状和体征,无意识丧失	可同时伴有展神经、三叉神经、面神经症状与体征,可伴意识丧失
周围其他情况	梅尼埃病患者血压可偏低,脉压小	可有高血压、心血管疾病、贫血等

(二)体格检查

对神经系统做详细检查尤其应注意有无眼震,眼震的方向、性质和持续时间,是自发性或诱发性。伴有眼震多考虑前庭、迷路和小脑部位的病变;检查眼底有无视盘水肿、有无听力减退和共济失调等。注意血压、心脏等情况。

(三)辅助检查

疑有听神经瘤应做内听道摄片,颈源性眩晕摄颈椎片,颅内占位性病变、脑血管病变选择性行头颅 CT 或 MRI 扫描,任何不能用周围前庭病变解释的位置性眩晕和眼震均应考虑中枢性病变,应行颅后窝 MRI 检查,还应作前庭功能、脑干听觉诱发电位检查及贫血、低血糖、内分泌紊乱等相关检验。

四、治疗

眩晕是一大综合征,包括许多疾病,但患者一般发病较急,需要立即果断处理,以减轻症状。

(一)临时一般处理

(1)应立刻卧床,给予止晕、止吐。常用药物东莨菪碱 0.3 mg 或山莨菪碱 10 mg 肌内注射。地西泮可减轻患者眩晕、紧张、焦虑。口服地芬尼多(眩晕停)或茶苯海明等抗组胺药,控制眩晕。

(2)输液,纠正水、电解质失衡。

(3)脱水:适用于颅内压增高、梅尼埃病、内分泌障碍而致水潴留等引起的眩晕,如 20%甘露醇静脉滴注,呋塞米 20 mg 静脉注射或口服。

(4)血管扩张药:用于脑血管供血不足引起的眩晕,如盐酸倍他司汀 500 mL 静脉滴注,5%碳酸氢钠 250 mL 静脉滴注。对锁骨下盗血综合征,禁用血管扩张药和降压药,以免"盗血"加重。

(5)肾上腺皮质激素:适用于梅尼埃病,颅内压增高、脱髓鞘疾病等。

(二)病因治疗

积极寻找原发病,如为中耳炎引起,可抗感染或耳科手术治疗;由颅内占位引起,应尽快手术,解除压迫;颈椎病引起者,经对症处理效果不好,可考虑颈椎牵引或手术。

第二节 感 觉 障 碍

感觉是作用于各感受器对各种形式的刺激在人脑中的直接反映。其可分为两类:①普通感觉包括浅感觉、深感觉和复合感觉(皮质感觉)。浅感觉指皮肤、黏膜感受的外部感觉,包括痛觉、温度觉和触觉;深感觉指来自肌肉、肌腱、骨膜和关节的本体感觉,如运动觉、位置觉和振动觉;复合感觉包括实体觉、图形觉、两点辨别觉、皮肤定位觉和重量觉。②特殊感觉如嗅觉、视觉、味觉和听觉。

一、临床分类

感觉障碍根据其病变的性质可分以下两类。

(一)刺激性症状

感觉径路刺激性病变可引起感觉过敏(量变),也可引起感觉障碍如感觉倒错、感觉过度、感觉异常及疼痛(质变)。

1.感觉过敏

感觉过敏是指轻微的刺激引起强烈的感觉,如较强的疼痛感受。

2.感觉倒错

感觉倒错是指非疼痛刺激却诱发出疼痛感觉。

3.感觉过度

感觉过度一般发生在感觉障碍的基础上,感觉刺激阈增高,达到阈值时可产生一种强烈的定位不明确的不适感,且持续一段时间才消失,见于丘脑和周围神经损害。

4.感觉异常

感觉异常是指在无外界刺激的情况下出现的麻木感、肿胀感、沉重感、痒感、蚁走感、针刺感、电击感、束带感和冷热感等。

5.疼痛

依病变部位及疼痛特点可分为局部性疼痛、放射性疼痛、扩散性疼痛和牵涉性疼痛。

(1)局部性疼痛:如神经炎所致的局部神经痛。

(2)放射性疼痛:神经干、神经根及中枢神经刺激性病变时,疼痛可由局部扩展到受累感觉神经的支配区,如脊神经根受肿瘤或突出的椎间盘压迫,脊髓空洞症引起的痛性麻木。

(3)扩散性疼痛:疼痛由一个神经分支扩散到另一分支支配区产生的疼痛,如手指远端挫伤,疼痛可扩散到整个上肢。

(4)牵涉性疼痛:实属一种扩散性疼痛,是由于内脏和皮肤的传入纤维都汇聚到脊髓后角神经元,故内脏病变的疼痛,是由于内脏和皮肤的传入纤维都汇聚到脊髓后角神经元,故内脏病变的疼痛冲动可扩散到相应的体表节段而出现感觉过敏区,如心绞痛时引起左胸及左上肢内侧痛,胆囊病变引起右肩痛。

(二)抑制性症状

感觉径路受破坏时出现的感觉减退或缺失。同一部位各种感觉均缺失称完全性感觉缺失;同一个部位仅某种感觉缺失而其他感觉保存,则称分离性感觉障碍。

二、临床表现

感觉障碍的临床表现多种多样,病变部位不同,其临床表现各异。

(一)末梢型

肢体远端对称性完全性感觉缺失,呈手套袜子形分布,可伴有相应区的运动及自主神经功能障碍。见于多发性神经病。

(二)周围神经型

感觉障碍局限于某一周围神经支配区,如桡神经、尺神经、腓总神经、股外侧皮神经等受损;神经干或神经丛受损时则引起一个肢体多数周围神经的各种感觉障碍,多发性神经病变时因病变多侵犯周围神经的远端部分故感觉障碍多呈袜或手套状分布,且常伴有运动和自主神经功能障碍。

(三)节段型

1.单侧节段性完全性感觉障碍(后根型)

后根型见于一侧脊神经根病变(如脊髓外肿瘤),出现相应支配区的节段性完全性感觉障碍,可伴有后根放射性疼痛,如累及前根还可出现节段性运动障碍。

2.单侧节段性分离性感觉障碍(后角型)

后角型见于一侧后角病变(如脊髓空洞症),表现为相应节段内痛、温度觉丧失,而触觉、深感觉保留。

3.双侧对称性节段性分离性感觉障碍(前连合型)

前连合型见于脊髓中央部病变(如髓内肿瘤早期及脊髓空洞症)使前连合受损,表现双侧对称性分离性感觉障碍。

(四)传导束型

1.脊髓半切综合征

脊髓半切综合征表现病变平面以下对侧痛、温觉丧失,同侧深感觉丧失及上运动神经元瘫痪;见于髓外肿瘤早期、脊髓外伤。

2.脊髓横贯性损害

脊髓横贯性损害是指病变平面以下传导束性全部感觉障碍,伴有截瘫或四肢瘫、尿便障碍;见于急性脊髓炎、脊髓压迫症后期。

(五)交叉型

交叉型表现为同侧面部、对侧偏身痛温觉减退或丧失,并伴其结构损害的症状和体征。如小脑后下动脉闭塞所致的延髓背外侧(Wallenberg)综合征,病变累及三叉神经脊束、脊束核及对侧已交叉的脊髓丘脑侧束。

(六)偏身型

脑桥、中脑、丘脑及内囊等处病变均可导致对侧偏身(包括面部)的感觉减退或缺失,可伴有肢体瘫痪或面舌瘫等。丘脑病变时深感觉重于浅感觉,远端重于近端,常伴有自发性疼痛和感觉过度,止痛药无效,抗癫痫药可能缓解。

(七)单肢型

因大脑皮质感觉区分布较广,一般病变仅损及部分区域,故常表现为对侧上肢或下肢感觉缺失,有复合感觉障碍为其特点。皮质感觉区刺激性病灶可引起局部性感觉性癫痫发作。

三、处理

总的说来,感觉障碍的处理有以下两类方式。

(一)代偿法

代偿法指采用各种措施,补偿患者已减退或丧失的感觉功能,使之免受不良刺激的伤害。主要应从几方面着手:①刺激要反复给予。②刺激的种类要多样化。③根据感觉障碍的恢复情况,循序渐进地进行刺激,不可操之过急。④配合使用视觉、听觉和言语刺激,以加强效果。⑤对有些患者,在刺激后可能会产生不适,应注意有无眩晕、恶心、呕吐、出汗等;是否有情绪变化或异常行为出现等。如有不适应反应,则应立即停止刺激。⑥实施感觉刺激前,应先向患者解释清楚以获得其合作。⑦尽可能把感觉刺激融会在日常活动中进行,如在洗脸时,配合做触觉刺激。

(二)感觉刺激法

感觉刺激法是指使用各种感觉刺激以图促进感觉通路功能的恢复或改善。如触觉刺激、实体觉训练等。要遵循的要点:①刺激要反复给予。②刺激的种类要多样化。③根据感觉障碍的恢复情况,循序渐进地进行刺激,不可操之过急。④配合使用视觉、听觉和言语刺激。以加强效果。⑤对有些患者,在刺激后可能会产生不适,应注意其反应,如有无眩晕、恶心、呕吐、出汗;是否有情绪变化或异常行为出现等。如有不适反应,则应立即停止刺激。⑥实施感觉刺激前,应先向患者解释清楚以获得其合作。⑦尽可能把感觉刺激融会在日常活动中进行,如在洗脸时,配合做触觉刺激。

四、一般感觉的训练

(一)皮肤感觉的训练

皮肤感觉包括痛、温、触觉,对这些感觉功能进行训练的目的,主要为了使患者学会保护自己不受有害物的伤害。

1.有痛、温觉障碍的患者

对有痛、温觉障碍的患者一定要告诫他们,有些物体会在他们没有痛苦知觉的情况下造成伤害。如洗澡时用热水,可能会因温度过高而造成烫伤。因此一定要学会通过水蒸气的有无或多少来辨别水温的高低,而且在入浴前一定要用健手或让家人试探水温的高低。

2.进行触觉的刺激与训练

进行触觉的刺激与训练可使用的材料:①柔软的物品,如法兰织布、羽毛、气球等。②可塑性强的物质,如水、黏土、沙等。③手感粗糙的物品,如各种沙子等。④感觉压力的器材,如把垫子、棉被或治疗球压在身上等。

训练中,可用上述材料在患者身上摩擦或让其触摸、把玩,以体验对各种物体的不同感觉。需要注意的是,训练中,刺激的强度要从最小开始,逐渐增大,要避免过强的刺激,否则会使患者生厌。同时,刺激的部位应从较不敏感的肢体末端开始,慢慢移向肢体近端和躯体。

(二)躯体感觉意识的训练

有些患者有自身的感觉的障碍,从而导致一系列的动作困难,包括:①对自己身体部位的认识和识别困难,因而不能意识身体的哪部分在动,不能有意识地控制身体动作。②对自己身体特有的空间认识不够完整,因此很难区别宽窄、大小等。③偏侧忽略,即忽略一侧的身体或环境,仿佛那一侧不存在,并由此导致左、右辨认障碍等。④躯体动作缺乏直辖市性和节奏性,导致动作笨拙。⑤手-眼协调不良。⑥不能模仿他人动作。

培养躯体感觉意识的方法:①触觉刺激法。②本体感受器刺激法。通过被动运动、挤压和牵伸等手段刺激手腕或肘关节、踝关节、膝关节等处的本体感受器;以加强患者对这些部分的空间位置和运动的意识程度。③身体运动法。如摇晃、旋转、跳跃等活动,可帮助培养平衡感觉,学习空间关系,增强运动觉、前庭觉和本体觉。④使用视、听觉代偿法。配合言语刺激,让患者判断身体各个部分,并反复让其练习辨认和命名躯体的各个部位。

第三节　意　识　障　碍

意识在医学中指大脑的觉醒程度,是中枢神经系统(CNS)对内、外环境刺激做出应答反应的能力,或机体对自身及周围环境的感知和理解能力。意识内容包括定向力、注意力、感知力、思维、记忆力、情感和行为等,是人类的高级神经活动,可通过语言、躯体运动和行为等表达出来。

一、概念

意识障碍包括意识水平(觉醒或清醒)受损,如昏迷和急性意识模糊状态;及意识水平正常而意识内容(认知功能)改变,如痴呆和遗忘等。本节讨论的内容是指意识水平下降所致的意识障碍。

二、临床分类

意识水平异常以觉醒障碍为特点,可为上行性网状激活系统或双侧大脑半球急性病变所致。

(一)根据意识障碍程度分类

1.嗜睡

嗜睡是意识障碍早期表现,唤醒后定向力基本完整,能配合检查,常见于颅内压增高患者。

2.昏睡

昏睡是指处于较深睡眠,较重的疼痛或言语刺激方可唤醒,模糊地作答,旋即熟睡。

3.昏迷

昏迷是指意识水平严重下降,是一种睡眠样状态,患者对刺激无意识反应,不能被唤醒。患者的起病状态、症状体征可能提示昏迷的病因。例如,突然起病的昏迷常提示为血管源性,特别是脑干卒中或蛛网膜下腔出血;数分钟至数小时内,由半球体征如偏瘫、偏身感觉障碍或失语等迅速进展至昏迷是颅内出血的特征;较缓慢(数天至 1 周或更长)出现的昏迷可见于肿瘤、脓肿、脑炎或慢性硬膜下血肿等;先有意识模糊状态或激越性谵妄、无局灶性体征的昏迷可能由于代谢紊乱或中毒所致。临床可分为浅、中、深昏迷(表 1-2)。

表 1-2　昏迷程度的鉴别

昏迷程度	对疼痛刺激	无意识动作	腱反射	瞳孔对光反射	生命体征
浅昏迷	有反应	可有	存在	存在	无变化
中昏迷	重刺激有反应	很少	减弱或消失	迟钝	轻度变化
深昏迷	无反应	无	消失	消失	明显变化

(二)特殊类型的意识障碍

1.无动性缄默症

无动性缄默症是指患者对外界刺激无意识反应,四肢不能动,出现不典型去脑强直姿势,肌肉松弛,无锥体束征,无目的睁眼或眼球运动,觉醒-睡眠周期保留或呈过度睡眠,伴自主神经功能紊乱,如体温高、心律或呼吸节律不规则、多汗、尿便潴留或失禁等。为脑干上部或丘脑网状激活系统及前额叶-边缘系统损害所致。

2.去皮质综合征

去皮质综合征是指患者无意识地睁眼闭眼,瞳孔对光反射、角膜反射存在,对外界刺激无意识反应,无自发言语及有目的动作,呈上肢屈曲、下肢伸直的去皮质强直姿势,常有病理征,保持觉醒-睡眠周期,可无意识地咀嚼和吞咽。见于缺氧性脑病,脑血管疾病及外伤等导致的大脑皮质广泛损害。

3.谵妄状态

谵妄是指患者的觉醒水平、注意力、定向力、知觉、智能和情感等发生极大紊乱,常伴激惹、焦虑、恐怖、视幻觉和片段妄想等,可呈间歇性嗜睡,有时彻夜不眠;可伴发热,酒精或药物依赖者戒断性谵妄易伴癫痫发作;常见于急性弥漫性脑损害、脑炎和脑膜炎、感染中毒性脑病等。

4.模糊状态

起病较缓慢,定向力障碍多不严重,表现淡漠、嗜睡、注意力缺陷,见于缺血性卒中、肝肾功能障碍引起代谢性脑病、感染及发热、高龄术后患者等。

三、鉴别诊断

临床上,昏迷须注意与闭锁综合征鉴别。后者由于双侧皮质脊髓束及皮质延髓束受损,导致几乎全部运动功能丧失,脑桥及以下脑神经均瘫痪,表现不能讲话和吞咽,四肢瘫,可睁闭眼或用眼球垂直活动示意,看似昏迷,实为清醒。脑电图检查正常。多见于脑血管病或脑桥中央髓鞘溶解症引起脑桥基底部病变。当检查疑诊昏迷患者时,可让患者做"睁开你的眼睛""向上看""向下看"等动作来进行鉴别。

四、治疗

(一)体位

一般取平卧位,头偏向一侧。如颅内压高的患者可抬高床头 $30°\sim45°$。

(二)保持呼吸道通畅

患者头偏向一侧,以及时清除口、鼻腔的分泌物及呕吐物,深昏迷患者可行气管插管,必要时气管切开。若患者呼吸急促或缓慢时,无论是否伴发绀,都应吸氧,必要时可予人工气囊辅助呼吸。

(三)定时监测生命体征

定时监测体温、脉搏、呼吸及血压的变化。维持有效的呼吸循环功能。

(四)病因治疗

明确病因,积极治疗原发病。休克的患者,应首先纠正休克,给予患者保暖,静脉补充液体,保持有效的微循环,必要时应用抗休克药物。药物中毒者应及时催吐洗胃、导泻,大量输液以促进毒物的排除。颅内占位病变者如有手术指征应尽快手术治疗。严重感染性疾病应及时应用抗生素,必要时进行药敏试验以提高疗效。对低血糖昏迷应立即静脉输注高渗葡萄糖;对高血糖性昏迷应用胰岛素、补液等治疗。脑血管意外应判断是脑梗死还是脑出血,并分别进行处理。

(五)对症处理

如颅内压增高者行脱水治疗,高热者降温,水、电解质紊乱者及时纠正。

第四节　大小便障碍

一、概述

(一)排尿障碍

1.尿潴留

尿潴留是指膀胱内充满尿液而不能排出,常常由排尿困难发展到一定程度引起。尿潴留分为急性与慢性两种。前者发病突然,膀胱内胀满尿液不能排出,十分痛苦,临床上常需急诊处理;后者起病缓慢,病程较长,下腹部可扪及充满尿液的膀胱,但患者却无明显痛苦。

2.尿失禁

尿失禁是由于膀胱括约肌损伤或神经功能障碍而丧失排尿自控能力使尿液不自主地流出。

(二)排便障碍

排便困难是神经系统疾病常见症状。便秘是老年人经常发生的问题,由缺乏排便的动力所致或排便反射经常受到抑制,直肠对粪便刺激敏感性下降,粪便在肠内停留过久,水分被吸收过多,粪便干燥不能排出。粪便失禁则由于肛门内、外括约肌功能失常导致粪便不能正常储存于肠道。

(三)神经源性膀胱

正常膀胱功能的实现依赖于躯体神经和自主神经的运动与感觉成分相互协调。控制排尿功能的中枢神经系统或周围神经受到损害而引起的膀胱功能障碍称神经源性膀胱。

近年来国际上多根据膀胱功能障碍类型将神经源性膀胱分成两类。

(1)逼尿肌反射亢进:逼尿肌对刺激有反射亢进现象,在测量膀胱内压时出现无抑制性逼尿肌收缩,可伴或不伴尿道括约肌的功能障碍,多为骶髓排尿中枢以上的损害引起,具有如下特征:①膀胱容量的减少。②不自主的逼尿肌收缩。③排尿时膀胱内高压。④膀胱壁显著肥大。

(2)逼尿肌无反射:逼尿肌对刺激无反射或反射减退,在测量膀胱内压时不出现无抑制性逼尿肌收缩,可伴或不伴尿道括约肌的功能障碍,多为骶髓排尿中枢或以下的损害引起,具有如下特征:①膀胱容量增大。②缺乏自主逼尿肌收缩。③膀胱内低压力。④轻度的膀胱壁小梁形成(肥大)。

二、病因和发病机制

(一)排尿障碍

1.排尿的神经生理机制

与膀胱排尿活动有关的反射通路可分为骶髓反射通路和骶上反射通路两部分。前者是指负责排尿活动的基础反射弧,后者则通过发放抑制性冲动控制骶髓反射弧的活动,使排尿过程在高级中枢的支配下成为可由意识控制的生理性活动。与下尿路储尿、排尿功能有关的神经活动是通过4个神经解剖环路实现的。

环路Ⅰ是由往返于大脑额叶皮质与脑干网状结构间的神经通路组成(其中包括来自基底神经节、丘脑神经核及小脑的神经纤维),它们对脑干排尿维持中枢发挥抑制性作用。此环路内的损害,可使排尿反射部分或完全失去有意识的控制,逼尿肌出现无抑制性反射。在临床上,脑血管意外、脑肿瘤、颅脑外伤、多发性硬化、帕金森病等可能影响此通路,造成下尿路功能障碍。

环路Ⅱ相当于早先提出的骶髓反射弧,但盆神经的传入、传出神经并不在骶髓平面内发生突触,而是经过一长程环路在脑干发生突触的。它们的基本作用是保证并维持逼尿肌的有效收缩直至完成膀胱的排空。

在环路Ⅰ的控制下,环路Ⅱ可使排尿活动成为有意识的生理活动。脊髓横断后常可切断此环路,导致逼尿肌无反射,失去排尿能力,即所谓"脊髓休克"。此时伤后脊髓内潜在的节段反射中枢可显露出来,或损伤的神经元可出现"侧支生长"使长传导束反射转变为脊髓节段性反射。骶髓内出现新的排尿反射中枢。此节段反射的兴奋阈较低,所以最终将出现逼尿肌的反射亢进。脊髓部分横断时逼尿肌亦将出现一亢进的低阈值节段性反射,此时逼尿肌收缩常失去控制且不持久,导致排尿效率降低,出现残余尿。临床上,此种情况可见于脊髓损伤、多发性硬化、脊髓肿瘤等疾病。

环路Ⅲ是逼尿肌、骶髓中枢(逼尿肌核、阴部神经核)、尿道横纹肌外括约肌间的神经通路,负责排尿时逼尿肌收缩与尿道外括约肌松弛间的协调性活动。此环路损害可影响逼尿肌与外括约肌间的协调活动,导致逼尿肌、外括约肌协同失调。

环路Ⅳ由大脑皮质运动区与骶髓内的阴部神经核间的神经通路组成,使外括约肌的活动处在高级中枢随意性控制之下。脊髓损伤、肿瘤、感染或脱髓鞘性疾病可能损害此环路，使尿道外括约肌失去随意控制能力。

膀胱、尿道平滑肌的外周神经支配系自主神经（交感神经和副交感神经），而横纹肌性质的尿道外括约肌由躯体神经支配。与下尿路功能有关的外周神经：①盆神经（副交感性，来自 $S_{2\sim4}$ 分布至整个膀胱逼尿肌及尿道平滑肌）。②腹下神经（交感性，来自 $T_{11}\sim L_2$，亦分布于膀胱逼尿肌及近侧尿道平滑肌）。③阴部神经（躯体神经，来自 $S_{2\sim4}$，分布于尿道外括约肌、肛管外括约肌、肛周皮肤、女性阴唇阴蒂和男性阴茎阴囊、球海绵体肌、坐骨海绵体肌）。这些神经的传出、传入纤维与腹膜后、盆腔内及膀胱壁内的许多神经丛或神经节有复杂的突触联系。许多因素如广泛的盆腔手术（根治性子宫切除术，直肠癌的经腹会阴切除术）及自主神经病变（糖尿病）、感染、中毒、带状疱疹、骶髓发育不全、马尾肿瘤与创伤等可损害这一复杂的外周神经系统，导致下尿路储尿、排尿功能障碍。

此外，膀胱体部和底部有大量胆碱能受体和 β-肾上腺素能受体（近侧尿道亦有一定数量的这类受体存在）。副交感神经的冲动可使胆碱能受体兴奋，逼尿肌收缩发生排尿；交感神经冲动则可使 β-受体兴奋，逼尿肌松弛，膀胱充盈储尿。而在膀胱颈部和近侧尿道（包括前列腺尿道）平滑肌内则以 α-肾上腺素能受体占优势，交感神经冲动可以兴奋这些受体，使这些部位的平滑肌收缩，增加排尿阻力控制排尿。

2.病因

（1）尿潴留病因。①膀胱颈梗阻：最常见的是前列腺病变，包括前列腺增生、纤维化或肿瘤、膀胱内结石、有蒂肿瘤、血块或异物及邻近器官病变如子宫肌瘤、妊娠子宫嵌顿在盆腔等也可以阻塞或压迫膀胱颈引起梗阻。②尿道梗阻：最常见的是炎症或损伤后的尿道狭窄。尿道结石、异物、结核、肿瘤、憩室等也可引起尿道梗阻。③神经系统病变：包括肿瘤、脑卒中、脑炎、脊髓结核、糖尿病、多发性硬化等。④颅脑或脊髓损伤。⑤先天性畸形：脊柱裂、脊膜膨出、脊髓脊膜膨出等。⑥麻醉后。⑦药物作用：抗胆碱药、抗抑郁药、抗组胺药、阿片制剂等。⑧精神因素。

（2）尿失禁病因。①神经系统疾病：脑炎、脑卒中、癫痫、脑外伤、脊髓炎、脊髓损伤、周围神经损伤等均可引起尿失禁。②膀胱结石、炎症、肿瘤：这些病变可导致逼尿肌过度收缩、尿道括约肌松弛或麻痹，使得膀胱失去储尿功能。③应力性尿失禁：由于尿道括约肌松弛，当患者咳嗽、大笑、打喷嚏等使腹压突然升高时，有少量尿液可不自主排出，见于老年人尿道括约肌退行性变、青壮年妇女功能性尿道括约肌松弛、肿瘤压迫膀胱。④充溢性尿失禁:见于下尿路梗阻的各种疾病。慢性尿潴留可导致膀胱过度膨胀,膀胱内压升高,使尿液被迫溢出,称充溢性尿失禁。⑤先天性尿路畸形。

(二)排便障碍

1.排便的神经生理机制

直肠和肛门内括约肌接受盆神经($S_{2\sim4}$,副交感性)和腹下神经($T_{11}\sim L_3$,交感性)支配,肛门外括约肌接受阴部神经($S_{2\sim4}$,躯体神经)支配。盆神经兴奋时直肠收缩,肛门内括约肌松弛。腹下神经兴奋时直肠松弛,肛门内括约肌收缩。阴部神经兴奋时则肛门外括约肌收缩,内括约肌不受意识控制,而外括约肌则受意识控制。肛门内括约肌的反射是由直肠壁内神经丛所控制。排便反射的高级中枢在旁中央小叶、丘脑下部及脑干,当粪便聚集直肠时,刺激直肠壁内的机械感受器。冲动经盆神经和腹下神经到达 $S_{2\sim4}$ 排便中枢,再经脊髓丘脑束上达丘脑及大脑皮质,产生排便感觉,再由下行纤维兴奋排便中枢,使盆神经兴奋,腹下神经和阴部神经受到抑制,引起直肠收缩,肛门内、外括约肌扩张,出现排便。同时膈肌和腹肌收缩作屏气动作,加强腹腔压力,协助排便。

2.病因

(1)功能性便秘:便秘是由于排便反射受到抑制,直肠对粪便刺激敏感性下降,粪便在肠内停留过久,水分被吸收过多、粪便干燥所致。下列原因造成的便秘属于功能性便秘:①进食量少或食物缺少纤维素。②排便习惯受干扰。③滥用泻药。④结肠运动功能障碍。⑤腹肌及盆肌张力不足。⑥结肠冗长。⑦应用吗啡类药、抗胆碱药、神经阻滞药等。

(2)器质性排便障碍:①神经系统疾病。脑血管疾病、脑瘤、严重颅脑外伤时常出现便秘症状,且较顽固,尤其颅内压增高时更易发生。脊髓损害严重者可出现便秘,高位脊髓病变因呼吸肌麻痹而使排便困难。骶段以上的慢性横贯性损害呈自动性排便。昏迷、脊髓病变时可引起排便失禁。②结肠、直肠、肛门病变。这些部位的良恶性肿瘤、炎症、肠梗阻等均可引起排便障碍。③腹腔或盆腔内肿瘤压迫。

三、诊断思路

(一)询问病史

(1)询问排尿排便障碍发生的缓急及病程。

(2)是否有脑血管病史,是否伴有肢体活动不灵、感觉障碍等。

(3)是否伴有意识丧失、抽搐及舌咬伤等症状。

(4)有无脊柱外伤史,是否伴有根痛,是否存在横贯性脊髓损伤表现。

(5)是否有前列腺疾病病史。

(6)是否存在尿频、尿急、尿痛。

(二)体格检查

(1)是否存在神经系统定位体征。

(2)有无意识障碍。

(3)脊柱检查对于脊髓疾病的判断有一定意义。

(4)肛诊可确定前列腺的情况,了解尿潴留的程度。

(5)尿潴留时,耻骨上区常可触到半球形膨胀的膀胱,用手按压有明显尿意,叩诊为浊音。

(三)辅助检查

(1)实验室检查:前列腺液对于诊断前列腺疾病有重要意义;前列腺特异抗原(PSA)测定对诊断前列腺癌有一定意义;血糖、尿糖检查可确诊糖尿病;尿常规检查可了解有无尿路感染;尿细胞学检查对泌尿系统肿瘤亦具诊断价值。

(2)膀胱及下尿路 B 超、膀胱镜检查:有助于了解有无尿潴留、前列腺疾病、膀胱或下尿路结石、肿瘤等。

(3)X 线、CT 及 MRI 检查:X 线对脊柱裂的发现和脊柱外伤有意义,MRI 检查不但可发现脊柱病变,同时可了解脊髓损害的情况,是诊断脊髓疾病的最佳手段。CT 及 MRI 检查对于中枢神经系统疾病具有诊断意义。

四、鉴别诊断

(一)脊髓压迫症

脊髓压迫症是神经系统常见疾病,它是一组具有占位性特征的椎管内病变,包括肿瘤、腰椎间盘突出、脊柱损伤、脊髓血管畸形等。脊髓受压时功能丧失可导致括约肌功能障碍,髓内压迫排尿排便障碍出现较早,而髓外压迫则出现较晚。早期表现为排尿急迫、排尿困难,一般在感觉、运动障碍之后出现。而后变为尿潴留,顽固性便秘,最终排尿排便失禁。病变在脊髓圆锥部位时,括约肌功能障碍常较早出现。病变在圆锥以上时,膀胱常呈痉挛状态,其容积减少,患者有尿频、尿急,不能自主控制,同时有便秘。而病变在圆锥以下时,则产生尿潴留,膀胱松弛。当膀胱充满尿液后自动外溢,呈充溢性尿失禁。肛门括约肌松弛可导致排便失禁。

诊断要点:①不同程度的脊髓横贯性损害表现。②具有各种原发病自身特点。③脊柱 X 线检查、脊髓 MRI 检查有助于诊断。

(二)急性脊髓炎脊髓休克期

急性脊髓炎的脊髓休克期可出现尿潴留。此时膀胱无充盈感,逼尿肌松弛,导致尿潴留。过度充盈时可出现充盈性尿失禁。此期需留置导尿管,引流尿液。随脊髓功能的恢复,膀胱逼尿肌出现节律性收缩,但此时膀胱收缩不完全,有较多残余尿。绝大部分患者在病后 3~6 个月,可望恢复排尿功能。

诊断要点:①急性起病,首发症状多为双下肢麻木、无力,背痛,相应部位的束带感等。②大多在数小时至数天内进展至高峰,出现病变水平以下的脊髓完全性横贯性损伤,症状包括截瘫或四肢瘫、感觉障碍和膀胱直肠功能障碍。③MRI检查可见髓内片状或较弥散的 T_2 异常信号,脊髓可见肿胀。

(三)多发性硬化

多发性硬化是一种中枢神经系统脱髓鞘疾病,青、中年多见,临床特点是病灶播散广泛,病程中常有缓解复发的神经系统损害症状。少数患者起病时即有尿频、尿急,后期常有尿潴留或失禁。有的患者出现肠道功能紊乱,包括便秘与排便失禁。

诊断要点:①青壮年发病。②有中枢神经系统损害的表现,病灶多发。③病程波动,有缓解、复发的特点。

(四)马尾综合征

马尾神经损害在临床较为常见,大多是由于各种先天或后天的原因致腰椎管绝对或相对狭窄,压迫马尾神经而产生一系列神经功能障碍,其中包括排尿排便障碍。

诊断要点:①大部分患者有明确病因,如腰椎疾病。②疼痛多表现为交替出现的坐骨神经痛。③神经损害呈进行性,感觉障碍表现为双下肢及会阴部麻木、感觉减弱或消失;括约肌功能障碍表现为排尿、排便乏力,尿潴留,排尿、排便失禁,勃起功能障碍。④放射科辅助检查可清楚直观地反映椎管和椎管内硬膜囊及马尾情况。

(五)多系统变性

病因不明,病理上表现为程度不等的黑质、尾状核、壳核、下橄榄核、脑桥腹核、小脑皮质等部位神经细胞脱失,胶质细胞增生。

诊断要点：①临床上表现为锥体外系统、小脑系统和自主神经系统损害的症状和体征。②部分患者还可出现锥体束损害的症状和体征。③排尿障碍是最重要的自主神经功能障碍。

(六)脑血管病

脑血管病可影响尿便高级中枢而引起排尿排便障碍，尤其常见于多发性脑梗死及病变范围大的患者。

诊断要点：①脑血管病史。②神经系统功能损害及定位体征。③通过 CT、MRI 检查可确定诊断。

(七)癫痫发作

诊断要点：癫痫发作的主要临床表现是意识丧失、抽搐、感觉障碍、自主神经紊乱及精神异常；这些症状可单独或联合出现，以意识丧失和抽搐为常见。膀胱与腹壁肌肉强烈收缩可发生尿失禁。除确切的发作病史外，脑电图诊断意义最大。

(八)正常颅压脑积水

正常颅压脑积水多与蛛网膜下腔出血等因素造成的交通性脑积水有关。以痴呆，共济失调，排尿、排便障碍三联症为主要临床表现。智能障碍一般最早出现，智能障碍的程度差异很大，可以表现为轻度淡漠、记忆力减退、痴呆、表情呆板、反应迟钝等。排尿、排便障碍以尿急、尿失禁多见，大多出现较晚。共济失调以步态异常开始，表现为行走慢、步距短、走路不稳、迈步费力等特点。

诊断要点：①痴呆，共济失调，排尿、排便障碍三联症。②CT 或 MRI 表现是诊断正常颅压脑积水的重要依据。③有明确的蛛网膜下腔出血病史有助于诊断。

(九)前列腺增生

前列腺增生是老年男性很常见的疾病，因性激素平衡失调使前列腺内层的尿道周围腺体呈结节样增生，以致前列腺部尿道受压变窄、弯曲、伸长，使排尿阻力增加，引起排尿困难。最早的症状是增生腺体刺激所引起的尿频，以夜间为明显。继而出现进行性排尿困难，最终发展为尿潴留。

诊断要点：①直肠指检一般能触及肿大的前列腺。②膀胱镜检可以观察到腺体增生情况和膀胱内有无憩室、结石或炎症。③B超检查，特别是经尿道或经直肠，可以准确测量前列腺体积。

(十)尿道结石

尿道结石多来自上尿路,在排出过程中嵌顿于尿道内,突然发生排尿困难乃至尿潴留,伴有剧烈疼痛。

诊断要点:①排尿困难伴剧烈疼痛、血尿。②嵌顿于前尿道的结石可通过扪诊发现,后尿道结石可做直肠指检或借尿道探条触及。③X线、B超检查可确定诊断。

第二章

颅 脑 损 伤

第一节 头 皮 损 伤

一、头皮血肿

头皮血肿在临床上较常见,主要发生在顶部,其次为额部、枕部、颞部。新生儿头皮血肿主要由产伤引起,生后1~3天即可发现,多为单纯头皮血肿,较少伴有颅脑损伤。超过80％的头皮血肿在3~4周自然吸收。其他头皮血肿多伴发于颅脑创伤并以颅骨及脑损伤为重,头皮血肿仅为合并伤。

(一)病理与病理生理

头皮是覆盖于颅骨外的软组织,在解剖学上可分为6层。

1.皮层

较厚而致密,含有大量毛囊、皮脂腺和汗腺。有丰富的血管和淋巴管,外伤时出血多,但愈合较快。

2.皮下层

皮下层由脂肪和粗大而垂直的短纤维束构成,短纤维紧密连接皮肤层和帽状腱膜层,是构成头皮的关键,并富含血管神经。

3.帽状腱膜层

帽状腱膜层为覆盖于颅顶上部的大片腱膜结构,前连于额肌,两侧连于颞肌,后连于枕肌,坚韧有张力。

4.帽状腱膜下层

帽状腱膜下层由纤细而疏松的结缔组织构成。

5.腱膜下间隙

腱膜下间隙是位于帽状腱膜与颅骨骨膜之间的薄层疏松结缔组织。此间隙范围较广,前置眶上缘,后达上项线。头皮借此层与颅骨骨膜疏松连接,移动性大,腱膜下间隙出血时,血液可沿此间隙蔓延。此间隙内的静脉可经若干导静脉与颅骨的板障静脉及颅内的硬脑膜窦相通。因此该间隙内的感染可经上述途径继发颅骨骨髓炎或向颅内扩散。

6.骨膜层

紧贴颅骨外板,可自颅骨表面剥离。

头部遭受钝性外力损伤后,头皮虽可保持完整,但组织内血管破裂出血,常积聚于皮下组织中、帽状腱膜下间隙或骨膜下形成头皮血肿。

(二)临床表现

1.皮下血肿

头皮的皮下组织层是头皮的血管、神经和淋巴汇集的部位,钝性打击伤后易出血、水肿。皮下层与表皮层和帽状腱膜层在组织结构上连接紧密,受皮下纤维隔限制,使出血受到局限而表现为血肿,位于直接受伤部位,体积较小,张力高,疼痛明显,质地中等偏硬。

2.帽状腱膜下血肿

帽状腱膜下层是疏松的蜂窝组织层,其间有连接头皮静脉、颅骨板障静脉及颅内静脉窦的导血管。当头部遭受钝性损伤时,切线暴力使头皮发生层间剧烈瞬间的相对滑动,引起帽状腱膜下层的导血管撕裂出血。由于该层组织疏松,出血易扩散导致巨大血肿,其临床特点:血肿范围宽广,急性期血肿张力较高,有波动感,疼痛轻,伴贫血貌。严重时血肿边界与帽状腱膜附着缘一致,可前至眉弓,后至上项线,两侧达颞部,出血量可达数百毫升。婴幼儿巨大帽状腱膜下血肿可引起失血性休克。

3.骨膜下血肿

新生儿骨膜下血肿因产伤(如胎头吸引助产)所致颅骨可复性变形、骨膜剥离出血而形成血肿,可不伴有颅骨骨折。其他情况大多伴有颅骨骨折。出血多源于板障出血或骨膜剥离出血,血液聚积在骨膜与颅骨表面之间,其临床特征是:血肿急性期张力较高,有波动感,血肿边界不超过骨缝。这是因为颅骨发育过程中骨膜紧密连接于骨缝线上,骨膜在此处难以剥离,故少有骨膜下血肿超过骨缝者。

(三)辅助检查

首选头颅 CT 检查,即使患者无神经系统症状也需明确有无颅骨骨折或其他继发性脑损伤存在。头皮血肿骨化则应行头颅 CT 颅骨三维重建。新生儿头皮血肿可先行超声检查,了解有无颅内出血等,必要时再行 CT 检查。

(四)诊断与鉴别诊断

通过病史、头部包块体征,结合超声或 CT 检查可确诊。但需注意鉴别头皮隐匿性病变(无明确临床症状)在外伤后偶然发现头皮包块,如颅骨嗜酸性肉芽肿外伤后病变出血形成的头皮包块,头颅 CT 检查可发现头皮包块部位颅骨骨质破坏、颅骨缺损等表现即可鉴别。

(五)治疗

1.皮下血肿

皮下血肿早期给予冷敷、压迫以减少出血和疼痛。2～3 天后血肿尚未吸收可予以局部热敷促进其吸收。

2.帽状腱膜下血肿

创伤早期可采用冷敷止血,穿刺抽吸前忌加压包扎,否则帽状腱膜疏松层进一步剥离加重出血。如出血量不多可自行吸收,血肿较大则应在伤后 5～7 天无活动性出血、头皮包块张力不高时行穿刺包扎。穿刺前应注意患儿有无贫血及凝血功能障碍等情况,若有则应作相应的处理。穿刺前应做严格皮肤准备和消毒,穿刺抽吸血肿后弹力绷带加压包扎。巨大的血肿需 2～3 次穿刺包扎方可消除。还可采用头皮小切口清除血肿后置入负压引流管,使帽状腱膜层紧贴骨膜层而达到止血目的。

3.骨膜下血肿

创伤早期以冷敷为宜,穿刺前忌行加压包扎,否则加重骨膜的剥离及出血。建议早期行头颅 CT 扫描,以发现有无并发的颅脑损伤存在,如合并颅骨骨折、硬膜外血肿。一般在 1 周左右血肿张力逐渐降低提示无活动性出血后行穿刺包扎,应注意严格备皮和消毒下施行,穿刺后用弹力胶布加压包扎 3～5 天即可。巨大血肿可重复抽吸、包扎 1～2 次。对于前额暴露部位的骨膜下血肿,在血肿张力较高时就可能形成凝血块,即使行血肿穿刺后仍会影响外观,此时亦采用发际内头皮小切口清除凝血块后置入负压引流管治疗。新生儿期骨膜下血肿,往往因骨膜下成骨作用较强,20 天左右可形成骨性包壳,难以消散。对这种血肿宜在生后 2～3 周穿刺抽吸包扎。部分新生儿头皮血肿合并黄疸加重者(与血肿吸收相关)可提前至 1 周左右行头皮血肿穿刺抽吸。既往多数人认为新生儿头皮血肿都不需要处理均可吸收。事实上较大的骨膜下血肿 2～3 周未吸收或未及时行血肿穿刺抽吸,即开始骨膜下成骨,在血肿表面再形成新生骨,1～2个月后原正常颅骨逐渐被吸收,头颅外观可能形成畸形。

目前对新生儿头皮血肿骨化的治疗方式仍存在争议,有学者认为随着颅骨的生长,骨化的外层新生骨重新塑形生长多不影响头颅外观,且对脑发育无明显影响,故主张保守治疗。多数学者认为较大的骨膜下血肿骨化后难以满意塑形生长,会明显影响头颅外形,且骨化血肿还可能阻碍矢状缝生长而继发舟状颅畸形。因此主张骨膜下血肿骨化后形成硬性包块,应早期切除矫正头颅外形的不对称。建议根据不同情况考虑两种处理方法:对骨化血肿较小、不明显影响头颅外观者随访观察,包块多在6～12个月后逐渐塑形生长消失;对骨化血肿体积大、难以塑形生长、包块消失而影响头颅外形者早期手术治疗。

头皮血肿骨化手术治疗:不同时期的头皮血肿骨化程度不同,个体差异较大。大致可分为3期。

(1)骨化早期(1个月左右):这时血肿未完全骨化,骨膜下形成软蛋壳样的薄层骨片,血肿腔内为暗红色不凝血,这时仍可行血肿穿刺后加压包扎,包块可能消退。若效果不佳再行手术治疗。此期骨膜与新生颅骨附着紧密,术中出血较多,但新生骨壳较薄可以用剪刀快速清除,边缘用锉刀锉平即可。

(2)骨化中期(1～4个月):此期血肿表层成骨增多,骨膜下形成质硬的骨板,此期骨壳需用咬骨钳分块清除,出血较多。

(3)骨化晚期(4个月以上):血肿外形成骨化完全的骨板,血肿内侧原颅骨基本吸收消失,此期不宜行手术,因为原正常颅骨已脱钙吸收,切除新生骨板后将形成颅骨缺损。若包块明显拟行手术,必须行头颅CT了解颅骨情况后决定。

一、二期的头皮血肿骨化存在血肿腔,原正常颅骨板脱钙后外附一层结缔组织,其下存在丰富的血供,手术时尽量不要剥离此层否则因小婴儿颅骨柔软加之丰富的血供,止血较困难。术后骨膜下引流管接负压引流瓶可使疏松的头皮贴附于颅骨利于止血,引流管留置1～2天。手术中应注意患儿的失血情况,因为小婴儿体重轻,血容量少,耐受失血的能力差,术中控制出血尤其重要。

二、头皮裂伤

头皮属特化的皮肤,含有大量的毛囊、汗腺和皮脂腺,容易藏污纳垢、细菌滋生,容易招致感染。所幸,头皮血液循环特别丰富,虽然头皮发生裂伤,只要能够及时施行彻底的清创,感染并不多见。在头皮各层中,帽状腱膜是一层坚硬的腱膜,它不仅是维持头皮张力的重要结构,也是防御浅表感染侵入颅内的屏障,当头皮裂伤较浅,未伤及帽状腱膜时,裂口不易张开,血管断端难以退缩止血,出血反而较多。若帽状腱膜断裂,则伤口明显裂开,损伤的血管断端随伤口退缩、自凝,故而较少出血。

(一)头皮单纯裂伤

头皮单纯裂伤常为锐器刺伤或切割伤,裂口较平直,创缘整齐无缺损,伤口的深浅多随致伤因素而异,除少数锐器直接穿戳或劈砍进入颅内,造成开放性颅脑损伤者外,大多数单纯裂伤仅限于头皮,有时可深达骨膜。

如能早期施行清创缝合,即使伤后超过 24 小时,只要没有明显的感染征象,仍可进行彻底清创一期缝合,同时应给予抗菌药物及破伤风抗毒素(TAT)注射。

清创缝合方法:剃光裂口周围至少 8 cm 以内的头皮,在局麻或全麻下,用灭菌清水冲洗伤口,然后用消毒软毛刷蘸肥皂水刷净创部和周围头皮,彻底清除可见的毛发、泥沙及异物等,再用生理盐水至少 500 mL,冲净肥皂泡沫。继而用灭菌干纱布拭干创部,以碘酊、乙醇消毒伤口周围皮肤,对活跃的出血点可用压迫或钳夹的方法暂时控制,待清除时再逐一彻底止血。常规铺巾后由外及里分层清创,创缘修剪不可过多,以免增加缝合时的张力。残存的异物及失去活力的组织均应清除。术毕缝合帽状腱膜和皮肤。若直接缝合有困难时可将帽状腱膜下疏松层向周围潜行分离,施行松解术之后缝合;必要时亦可将裂口作 S 形、三叉形或瓣形延长切口,以利缝合。一般不放皮下引流条。

(二)头皮复杂裂伤

头皮复杂裂伤常为钝器损伤或因头部碰撞在外物上所致,裂口多不规则,创缘有挫伤痕迹,创内裂口间尚有纤维相连,没有完全离断,即无"组织挫灭"现象,在法医鉴定中,头皮挫裂伤创口若出现"组织挫灭"现象,常暗示系金属类或有棱角的凶器所致。伤口的形态常反应致伤物的形态和大小。这类创伤往伴有颅骨骨折或脑损伤,严重时亦可引起粉碎性凹陷骨折或孔洞性骨折穿入颅内,故常有毛发、布屑或泥沙等异物嵌入,易致感染。检查伤口时慎勿移除嵌入颅内异物,以免引起突发出血。处理原则亦应及早施行清创缝合,并常规用抗生素及 TAT。

清创缝合办法:术前准备和创口的冲洗清创方法已如上述。由于头皮挫裂伤清创后常伴有不同程度的头皮残缺,故这里主要介绍头皮小残缺修补方法。

对复杂的头皮裂伤进行清创时,应做好输血的准备。机械性清洁冲洗应在麻醉后进行,以免因剧烈疼痛刺激引起心血管的不良反应。对头皮裂口应按清创需要有计划地适当延长,或作附加切口,以便创口能够一期缝合或经修补后缝合。创缘修剪不可过多,但必须将已失去血供的挫裂皮缘切除,以确保伤口的愈合能力。对残缺的部分,可采取转移皮瓣的方法,将清创创面闭合,供皮区保留骨膜,以中厚断层皮片植皮覆盖之。

(三)头皮撕裂伤

大多为斜向或切线方向的暴力作用在头皮上所致,撕裂的头皮往往是舌状或瓣状,常有一蒂部与头部相连。头皮撕裂伤一般不伴有颅骨或脑损伤,但并不尽然,偶尔亦有颅骨骨折或颅内出血。这类患者失血较多,但较少达到休克的程度。由于撕裂的皮瓣并未完全撕脱,并能维持一定的血液供应,清创时切勿将相连的蒂部扯下或剪断。有时看来十分窄小的残蒂,难以提供足够的血供,但却出乎意料地使整个皮瓣存活。

清创缝合方法:已如前述,原则上除小心保护残蒂外,应尽量减少缝合时的张力,可采取帽状腱膜下层分离,松解裂口周围头皮,然后予以分层缝合。若张力过大,应首先保证皮瓣基部的缝合,而将皮瓣前端部分另行松弛切口或转移皮瓣加以修补。

三、头皮撕脱伤

头皮撕脱伤是一种严重的头皮损伤,大都是因为不慎将头发卷入转动的机轮所致。由于表皮层、皮下组织及帽状腱膜3层紧密相连在一起,故在强力的牵扯下,往往将头皮自帽状腱膜下间隙全层撕脱,有时连同部分骨膜也被撕脱,使颅骨裸露。头皮撕脱的范围与受到牵扯的发根面积有关,严重时可达整个帽状腱膜的覆盖区,前至上眼睑和鼻根,后至发际,两侧累及耳郭甚至面颊部。

头皮撕脱伤的处理:根据患者就诊时间的早迟、撕脱头皮的存活条件、颅骨是否裸露及有无感染迹象而采取不同的方法处理。

(一)头皮瓣复位再植

撕脱的头皮经过清创后行血管吻合,原位再植。仅适于伤后2～3小时,最长不超过6小时、头皮瓣完整、无明显污染和血管断端整齐的病例。分组行头部创面和撕脱头皮冲洗、清创,然后将主要头皮血管,颞浅动、静脉或枕动静脉剥离出来,行小血管吻合术,若能将其中一对动、静脉吻合成功,头皮瓣即能成活。由于头皮静脉菲薄,断端不整,常有一定困难。

(二)后自体植皮

头皮撕脱后不超过 6~8 小时,创面尚无明显感染、骨膜亦较完整的病例。将头皮创面清洗清创后,取患者腹部或腿部中厚断层皮片,进行植皮。亦可将没有严重挫裂和污染的撕脱皮瓣仔细冲洗、清创,剃去头发,剔除皮下组织包括毛囊在内,留下表皮层,作为皮片回植到头部创面上,也常能存活。

(三)期创面植皮

撕脱伤为时过久,头皮创面已有感染存在,则只能行创面清洁及交换敷料,待肉芽组织生长后再行晚期邮票状植皮。若颅骨有裸露区域,还需行外板多数钻孔,间距 1 cm 左右,使板障血管暴露,以便肉芽生长,覆盖裸露之颅骨后,再行种子式植皮,消灭创面。

第二节 颅 骨 骨 折

一、概述

颅骨骨折的发生是因为暴力作用于头颅所产生的反作用力的结果,如果头颅随暴力作用的方向移动,没有形成反作用力,则不至于引起骨折。颅骨具有一定的黏弹性,在准静态下,成人颅骨承受压缩时最大的应力松弛量为 12%,最大的应变蠕变量为 11.5% 左右。同时,颅骨的内、外板拉伸弹性模量、破坏应力和破坏应力对应变率的敏感性亦有一定限度,其抗牵张强度小于抗压缩强度,故当暴力作用于其上时,总是在承受牵张力的部分先破裂。如果打击的强度大、面积小、多以颅骨的局部变形为主,常致凹陷性骨折,伴发的脑损伤也较局限;若着力的面积大而强度较小时则易引起颅骨的整体变形,而发生多数线形骨折或粉碎性骨折,伴发的脑损伤亦较广泛。

(一)颅骨局部变形

颅盖(穹隆部)遭受外力打击时,着力部分即发生局部凹曲变形,而外力作用终止时,颅骨随即弹回原位。若暴力速度快、作用面积小,超过颅骨弹性限度时,着力的中心区即向颅腔内呈锥形陷入,内板受到较大的牵张力而破裂。此时如果暴力未继续作用于颅骨上,外板可以弹回而复位,故可以保持完整,造成所谓的单纯内板骨折,是为后期外伤性头痛或慢性头痛的原因之一。如果暴力继续作用,则外板亦将随之折裂,造成以打击点为中心的凹陷或其外周的环状或线形骨折。若致暴力的作用仍未耗尽或属高速强力之打击,则骨折片亦被陷入颅腔内,而形成粉碎凹陷性骨折或洞形骨折。

(二)颅骨整体变形

头颅的骨质结构和形态,犹如一个具有弹性的半球体,颅盖部呈弧形,颅底部如断面,恰如弓与弦的关系。在半球体的任何一处加压,均可使弓与弦受力而变形。例如,当侧方受压,头颅的左右径即变短而前后径加大;反之若为前后方的暴力常使矢状径缩短而横径相应变长。因此,当暴力为横向作用时骨折线往往垂直于矢状线,折向颞部和颅底,当暴力是前后方向,骨折线常平行于矢状线,向前伸至颅前窝,向后可达枕骨,严重时甚至引起矢状缝分离性骨折。此外,当重物垂直作用于头顶部及臀部或足跟着地的坠落伤,暴力经脊柱传至颅底。这两种情况,无论是自上而下还是自下而上,其作用力与反作用力都遭遇在枕骨大孔区,引起局部变形,轻度造成颅底线性骨折,重者可致危及生命的颅底环形骨折,陷入颅内。

(三)颅骨的拱架结构

颅盖与颅底均有一些骨质增厚的部分,作为颅腔的拱柱和桥架,能在一定程度上对外力的压缩或牵张,起到保护颅脑损伤的作用。颅盖的增强部分有鼻根、额部颧突、乳突及枕外隆凸4个支柱;于其间又有眶上缘、颞嵴、上项线及矢状线4个位居前方、侧方、后方及顶部中央的骨弓,形成坚强的拱柱。颅底的增强部分有中份的枕骨斜坡、两侧有蝶骨嵴和岩锥,形成梁架,有力地支撑颅底、承托颅脑,并与周围的颅盖部支柱相接,结合为有相当韧性和弹性强度的颅腔,完美地保护着神经中枢。当头颅遭受打击时,暴力除了引起局部颅骨凹陷变形之外,同时也将造成不同程度的整体颅骨变形,若暴力的能量在局部全部被吸收,消耗殆尽,则仅引起凹陷性骨折或着力部的损伤;如果暴力的能量并未耗竭,继续作用在头颅上,则由于颅骨的整体变形,骨折线将通过着力点沿颅骨的薄弱部分延伸,也就是在增厚的拱架间区发生折裂。这种规律不仅见于颅骨骨折,尤其多见于颅底骨折,由于颅底厚薄不一,含有许多孔、裂,因而骨折线常经骨质薄弱的部分穿过。

(四)颅骨骨折的规律性

暴力作用的方向、速度和着力面积等致伤因素对颅骨骨折的影响较大,具有一定的规律性,概括如下。

暴力作用的力轴及其主要分力方向多与骨折线的延伸方向一致,但遇有增厚的颅骨拱梁结构时,常折向骨质薄弱部分。若骨折线径直横断拱梁结构,或引起骨缝分离,则说明暴力强度甚大。

暴力作用的面积小而速度快时,由于颅骨局部承受的压强较大时,故具有穿入性,常致洞形骨折,骨片陷入颅腔,若打击面积大而速度较快时,多引起粉碎凹陷骨折;若作用点面积大而速度较缓时,则常引起通过着力点的线状骨折,若作用点的面积大而速度较缓时,可致粉碎骨折或多数线性骨折。

垂直于颅盖的打击易引起局部凹陷或粉碎性骨折;斜行打击多致线性骨折,并向作用力轴的方向延伸,往往折向颅底;枕部着力的损伤常致枕骨骨折或伸延至颞部及颅中窝的骨折。

暴力直接打击在颅底平面上,除较易引起颅底骨折外,其作用力向上时,可将颅骨掀开;暴力作用在颅盖的任何位置,只要引起较大的颅骨整体的变形,即易发生颅底骨折;头顶部受击,骨折线常垂直向下,直接延伸到邻近的颅底;暴力由脊柱上传时,可致枕骨骨折;颅骨遭受挤压时往往造成颅底骨折。

额部受击时可引起下颌关节凹骨折,但头部因可沿作用力的方向移动而缓冲外力对颅颈交界区的冲撞;上颌骨受击时不仅易致颌骨骨折,尚可通过内侧角突将暴力上传至筛板而发生骨折,鼻根部受击可致额窦及前窝骨折。

按颅骨骨折的部位,可分为颅盖骨折及颅底骨折。根据骨折的形态不同,又可分为线形骨折、凹陷骨折、粉碎性骨折、洞形骨折及穿透性骨折。此外,按骨折的性质,视骨折处是否与外界相通,又分为闭合性骨折及开放性骨折,后者包括颅底骨折伴有硬脑膜破裂而伴发外伤性气颅或脑脊液漏者。

二、颅盖骨折

颅盖骨折即穹隆部骨折,其发生率以顶骨及额骨为多,枕骨及颞骨次之。颅盖骨折有 3 种主要形态,即线形骨折、粉碎性骨折和凹陷骨折。骨折的形态、部位和走向与暴力作用方向、速度和着力点有密切关系,可借以分析损伤机制。不过对闭合性颅盖骨折,若无明显凹陷仅为线形骨折时,单靠临床征象很难确诊,常需行 X 线片或头颅 CT 片检查始得明确。即使对开放性骨折,如欲了解骨折的具体情况,特别是骨折碎片进入颅内的数目和位置,仍有赖于 X 线片和头颅 CT 扫描检查。

(一)线形骨折

单纯的线形骨折本身无须特殊处理,其重要性在于因骨折而引起的脑损伤或颅内出血,尤其是硬膜外血肿,常因骨折线穿越脑膜中动脉而致出血。因此,凡有骨折线通过上矢状窦、横窦及脑膜血管沟时,均需密切观察、及时做可行的辅助检查,以免贻误颅内血肿的诊断。

线形骨折常伴发局部骨膜下血肿,尤其以儿童较多。当骨折线穿过颞肌或枕肌在颞骨或枕骨上的附着区时,可出现颞肌或枕肌肿胀而隆起,这一体征亦提示该处可能有骨折发生。

儿童生长性骨折:好发于额顶部,为小儿颅盖线形骨折中的特殊类型,婴幼儿多见。一般认为小儿硬脑膜较薄且与颅骨内板贴附较紧,当颅骨发生骨折裂缝较宽时,硬脑膜亦常同时发生撕裂、分离,以致局部脑组织、软脑膜及蛛网膜突向骨折的裂隙。由于脑搏动的长期不断冲击,使骨折裂缝逐渐加宽,以致脑组织继续突出,最终形成局部搏动性囊性脑膨出,患儿常伴发癫痫或局限性神经功能废损。治疗原则以早期手术修补硬脑膜缺损为妥。手术方法应视有无癫痫而定,对伴发癫痫者需连同癫痫源灶一并切除,然后修复硬脑膜。对单纯生长性骨折脑膨出的患儿,则应充分暴露颅骨缺口,经脑膨出之顶部最薄弱处切开,清除局部积液及脑瘢痕组织,尽量保留残存的硬脑膜,以缩小修复的面积。硬脑膜修补材料最好取自患者局部的骨膜、颞肌筋膜、帽状腱膜,亦可切取患者的大腿阔筋膜来修补缺损,必要时则可采用同种硬脑膜或人工脑膜等代用品。颅骨缺损一般都留待后期再行修补,特别是使用人材料修补硬脑膜后,不宜同时再用无生机的材料修补颅骨缺损。若遇有复发性脑膨出需要同时修补硬脑膜及颅骨缺损时,需查明有无引起颅内压增高的因素,予以解除。颅骨修补以采用患者自身肋骨劈开为两片或颅骨劈开内外板,加以修补为佳。

(二)凹陷骨折

凹陷骨折多见于额、顶部,常为接触面较小的钝器打击或头颅碰撞在凸出的物体上所致。着力点头皮往往有擦伤、挫伤或挫裂伤。颅骨大多全层陷入颅内,偶尔仅为内板破裂下凹。一般单纯凹陷骨折,头皮完整,不伴有脑损伤多为闭合性损伤,但粉碎性凹陷骨折则常伴有硬脑膜和脑组织损伤,甚至引起颅内出血。

1.闭合性凹陷骨折

儿童较多,尤其是婴幼儿颅骨弹性较好,钝性的致伤物,可引起颅骨凹陷,但头皮完整无损,类似乒乓球样凹陷,亦无明显的骨折线可见。患儿多无神经功能障碍,无须手术治疗。如果凹陷区较大较深,或有脑受压症状和体征时,可于凹陷旁钻孔,小心经硬膜外放入骨撬,将陷入骨片撬起复位。术后应密切观察以防出血。

成年人单纯凹陷骨折较少,如果面积低于 5 cm 直径,深度不超过 1 cm,未伴有神经缺损症状和体征,亦无手术之必要。若凹陷骨折过大过深,伴有静脉窦或脑受压征象时,则应手术整复或摘除陷入之骨折。术前应常规拍摄 X 线片及 CT 扫描,了解凹陷范围、深度和骨折片位置。手术方法是在全麻下充分暴露凹陷骨折区,做好输血准备,以防突发出血。在凹陷的周边钻孔,然后沿骨折线环形咬开或用铣刀切开,小心摘除陷入之骨片,清除挫伤、碎裂组织及凝血块,认真止血。检查硬脑膜下有无出血,必要时应切开硬脑膜探查。术毕,硬脑膜应完整修复,骨折片带有骨膜的或内、外部完全分离的,可以拼补在缺损区作为修补。若缺损过大,则应用人工材料修补或留待日后择期修补。

2.开放性凹陷骨折

开放性凹陷骨折常为强大之打击或高处坠落在有突出棱角的物体上而引起的开放颅脑损伤,往往头皮、颅骨、硬脑膜及脑均可能受累。临床所见开放性凹陷骨折有洞形骨折及粉碎凹陷骨折两种常见类型。

(1)洞形凹陷骨折:多为接触面积较小的重物打击所致,如钉锤、铁钎杆或斧头等凶器,或偶尔因头颅碰撞在坚硬的固体物体上而引起,由于着力面积小,速度大,具有较强的穿透力,故可直接穿破头皮及颅骨而进入颅腔。颅骨洞形骨折的形态往往与致伤物形状相同,是法医学认定凶器的重要依据。这种洞形骨折的骨碎片常被陷入脑组织深部,造成严重的局部脑损伤、出血和异物存留。但由于颅骨整体变形较小,一般都没有广泛的颅骨骨折和脑弥散性损伤,因此,临床表现常以局部神经缺损为主。治疗原则是尽早施行颅脑清创缝合术,变开放伤为闭合伤,防止感染,减少并发症和后遗症。手术前应例行 X 线片检查或 CT 扫描检查,了解骨折情况和陷入脑内的骨碎片位置、数目,作为清创时参考。手术时,头皮清创方法已如前述,延长头皮创口,充分暴露骨折凹陷区,将洞形骨折沿周边稍加扩大,取出骨折片,骨窗大小以能显露出正常硬脑膜为度,按需要切开硬膜裂口,探查硬膜下及脑表面的情况,然后循创道小心清除脑内碎骨片、异物及挫碎的脑组织,并核对 X 线片上的发现,尽量不造成新的创伤。位置深在已累及脑重要结构或血管的骨碎片,不可勉强悉数摘除,以免加重伤情或导致出血。清创完毕,应妥当止血,缝合或修补硬脑膜。骨缺损留待伤口愈合 3 个月之后,再择期修补。

(2)粉碎凹陷骨折:粉碎性骨折伴有着力部骨片凹陷,常为接触区较大的重物致伤,不仅局部颅骨凹曲变形明显,引起陷入,同时,颅骨整体变形亦较大,造成多数以着力点为中心的放射状骨折。硬脑膜常为骨碎片所刺破,偶尔亦有硬脑膜完整者,不过脑损伤均较严重,除局部有冲击伤之外,常有对冲性脑挫裂伤或颅内血肿,治疗方法与洞形骨折相似,术前除 X 线片外,尚应做 CT 扫描检查了解脑组织损伤及出血情况。清创时对尚连有骨膜的骨片不易摘除,仍拼补在骨缺损区,以缩小日后需要修补的面积。

3.凹陷骨折手术适应证与禁忌证

凹陷性骨折,有一定的手术适应证与禁忌证。

(1)适应证:①骨折凹陷深度>1 cm;②骨折片刺破硬脑膜,造成出血和脑损伤;③凹陷骨折压迫脑组织,引起偏瘫、失语和局限性癫痫;④凹陷骨折的压迫,引起颅内压增高;⑤位于额面部影响外观。对静脉窦上的凹陷骨折手术应持慎重态度,有时骨折片已刺入窦壁,但尚未出血,在摘除或撬起骨折片时可造成大出血,故应先做好充分的思想、技术和物质上的准备,然后才施行手术处理。儿童闭合性凹陷骨折,多钻孔将骨折片撬起复位;成人凹陷骨折难以整复时,往往要把相互嵌顿的边缘咬除才能复位;如实在无法复位,可将下陷之颅骨咬除,用颅骨代用品作Ⅰ期颅骨成形术或留待日后择期修补。

(2)禁忌证:①非功能区的轻度凹陷骨折,成年人单纯凹陷骨折,如果直径<5 cm,深度不超过 1 cm,不伴有神经缺损症状和体征者;②无脑受压症状的静脉窦区凹陷骨折;③年龄较小的婴幼儿凹陷骨折,有自行恢复的可能,如无明显局灶症状,可暂不手术。

三、颅底骨折

单纯性颅底骨折很少见,大多为颅底和颅盖的联合骨折。颅底骨折可由颅盖骨延伸而来,或着力部位于颅底水平,头部挤压伤时暴力使颅骨普遍弯曲变形,在少数的情况下,垂直方向打击头顶或坠落时臀部着地也可引起颅底骨折。以线形为主,可仅限于某一颅窝,亦可能穿过两侧颅底或纵行贯穿颅前窝、颅中窝、颅后窝。由于骨折线经常累及鼻窦、岩骨或乳突气房,使颅腔和这些窦腔交通而形成隐性开放性骨折,易致颅内继发感染。

暴力作用的部位和方向与颅底骨折线的走向有一定规律,可作为分析颅骨骨折的参考;额部前方受击,易致颅前窝骨折,骨折线常向后经鞍旁而达枕骨;额部前外侧受击,骨折线可横过中线经筛板或向蝶鞍而至对侧颅前窝或颅中窝;顶前份受击,骨折线常经颞前伸延至颅前窝或颅中窝;顶间区受击,可引起经过颅中窝,穿越蝶鞍和蝶骨小翼而至对侧颅前窝的骨折线;顶后份受击,骨折线可经岩骨向颅中窝内侧延伸;颞部受击,骨折线指向颅中窝底,并向内横过蝶鞍或鞍背到对侧;颞后份平颅中窝底的暴力,可致沿岩骨前缘走向岩尖,损伤卵圆孔、鞍旁、圆孔,再经鞍裂转向外侧,终于翼点的骨折;枕部受击,骨折线可经枕骨指向岩骨后面甚至横断之;或通过枕骨大孔而折向岩尖至颅中窝或经鞍旁至颅前窝。

(一)临床表现及诊断

1.症状与体征

颅底骨折临床表现特殊、典型。颅前窝、颅中窝、颅后窝骨折表现又各不相同(表 2-1)。总的来说,临床上有三大体征:①迟发性瘀斑、淤血;②脑脊液鼻、耳漏;③脑神经损伤。也是诊断颅底骨折的主要依据。

表 2-1　颅底骨折临床表现的区别

区别项目	颅前窝	颅中窝	颅后窝
受累骨	额、眶、筛骨	蝶骨、岩骨前部	岩骨后部、枕骨
淤血	眼眶、结膜下淤血	颞肌下淤血压痛	枕颈部压痛、乳突皮下淤血 Battle 征
CSF 漏	鼻	耳、鼻	乳突(耳、鼻)
脑神经损伤	Ⅰ、Ⅱ	Ⅱ-Ⅵ、Ⅵ、Ⅶ	Ⅸ、Ⅹ、Ⅺ
可能的脑伤	额极	颞极	小脑及脑干
并发症	气颅	CCF、ICA 破裂	气道梗阻

颅前窝底即为眼眶顶板,十分薄弱,易破,两侧眶顶的中间是筛板,为鼻腔之顶部,其上有多数小孔,容嗅神经纤维和筛前动脉通过。颅前窝发生骨折后,血液可向下浸入眼眶,引起球结膜下出血,以及迟发性眼睑皮下淤血,多在伤后数小时始渐出现,呈紫蓝色,俗称"熊猫眼",对诊断有重要意义。但有时与眼眶局部擦挫伤互相混淆,后者呈紫红色并常伴有皮肤擦伤及结膜内出血,可资鉴别。颅前窝骨折累及筛窝或筛板时,可撕破该处硬脑膜及鼻腔顶黏膜,而致脑脊液鼻漏和/或气颅,使颅腔与外界交通,故有感染之虞,应视为开放性损伤。脑脊液鼻漏早期多呈血性,需与鼻出血区别,将漏出液中红细胞计数与周围血液相比,或以尿糖试纸测定是否含糖,即不难确诊。此外,颅前窝骨折还伴有单侧或双侧嗅觉障碍,眶内出血可致眼球突出,若视神经受波及或视神经管骨折,尚可出现不同程度的视力障碍。

颅中窝底为颞骨岩部,前方有蝶骨翼,后份是岩骨上缘和鞍背,侧面是颞骨鳞部,中央是蝶鞍即垂体所在。颅中窝骨折往往累及岩骨而损伤内耳结构或中耳腔,故患者常有听力障碍和面神经周围性瘫痪。由于中耳腔受损脑脊液即可由此经耳咽管流向咽部或经破裂的鼓膜进入外耳道形成脑脊液耳漏。若骨折伤及海绵窦则可致动眼、滑车、三叉或展神经麻痹,并引起颈骨动脉假性动脉瘤或海绵窦动静脉瘘的可能,甚至导致大量鼻出血。若骨折累及蝶鞍,可造成蝶窦破裂,血液和脑脊液可经窦腔至鼻咽部,引起脑脊液鼻漏或咽后壁淤血肿胀。少数患者并发尿崩症,则与鞍区骨折波及下丘脑或垂体柄有关。颅中窝骨折的诊断主要依靠临床征象如脑脊液耳漏,耳后迟发性瘀斑(Battle 征)及伴随的脑神经损伤。如果并发海绵窦动静脉瘘或假性动脉瘤时,患者常有颅内血管杂音及患侧眼球突出、结膜淤血、水肿等特征性表现,不难诊断。

颅后窝的前方为岩锥的后面,有内耳孔通过面神经及听神经,其后下方为颈静脉孔,有舌咽神经、迷走神经、副神经及乙状窦通过,两侧为枕骨鳞部,底部中央是枕骨大孔,其前外侧有舌下神经经其孔出颅。颅后窝骨折时虽有可能损伤上述各对脑神经,但临床上并不多见,其主要表现多为颈部肌肉肿胀,乳突区皮下迟发性瘀斑及咽后壁黏膜淤血水肿等征象。

2.影像学检查

对颅底骨折本身的诊断意义并不太大。

(1)由于颅底骨质结构复杂,凹凸不平,又有许多裂孔,故 X 线检查难以显示骨折线,但有时患者咽后壁软组织肿胀得以显示,亦可作为颅底骨折的间接影像;拍摄 X 线汤氏位照片,即向头端倾斜 30°的前后位像,常能显示枕骨骨折,若骨折线穿越横窦沟时,则有伴发幕上下骑跨式硬膜外血肿或横窦沟微型血肿的可能,应予注意。此外,枕骨大孔环形骨折或颅颈交界处关节脱位和/或骨折,也可以采用 X 线片检查作出诊断。

(2)CT 检查扫描可利用窗宽和窗距调节,清楚显示骨折的部位,有一定价值。

(3)MRI 扫描检查对颅后窝骨折尤其是对颅颈交界区的损伤有价值。

(二)治疗

颅底骨折本身无须特殊处理,治疗主要是针对由骨折引起的并发症和后遗症。原则:不堵流,头高患侧卧,防感染,忌腰穿。早期应以预防感染为主,可在使用能透过血-脑屏障的抗菌药物的同时,做好五官清洁与护理,避免用力擤鼻及放置鼻饲胃管。采半坐卧位,鼻漏任其自然流出或吞咽下,颅压下降后脑组织沉落在颅底漏孔处,促其愈合,切忌填塞鼻腔。通过上述处理,鼻漏多可在 2 周内自行封闭愈合,对经久不愈长期漏液达 4 周以上,或反复引发脑膜炎及有大量溢液的患者,则应在内镜下或开颅施行硬脑膜修补手术。

视神经损伤:闭合性颅脑损伤伴视神经损伤的发生率为 0.5%～0.4%,且大多为单侧受损,常因额部或额颞部的损伤所引起,特别是眶外上缘的直接暴力,往往伴有颅前窝和/或颅中窝骨折。视神经损伤的部位,可以在眶内或视神经管段,亦可在颅内段或视交叉部。视神经损伤后,患者立即表现出视力障碍,如失明、视敏度下降、瞳孔直接对光反射消失等。视神经损伤的治疗较困难,对已经断离的视神经尚无良策。若系部分性损伤或属继发性损害,应在有效解除颅内高压的基础上,给予神经营养性药物及血管扩张剂,必要时可行血液稀释疗法,静脉滴注低分子右旋糖酐及丹参注射液,改善末梢循环,亦有学者采用溶栓疗法。视神经管减压手术,仅适用于伤后早期(<12小时)视力进行性障碍,并伴有视神经管骨折变形、狭窄或有骨刺的患者,对于伤后视力立即丧失且有恢复趋势的伤员,手术应视为禁忌。

四、颅骨生长性骨折

颅骨生长性骨折(GSF)是颅脑损伤中少见的一种特殊类型的骨折,即骨折后骨折缝不愈合,反而逐渐扩大造成永久性的颅骨缺损,同时伴有脑组织的膨出,并可产生一系列的并发症。好发于顶部,其次为额部、枕部,偶发在颅底,表现为头部搏动性包块、颅骨缺损和神经功能障碍。颅骨生长性骨折的发病率很低,文献报道颅骨生长性骨折在婴幼儿颅脑外伤中占0.05%~1.00%,50%发生在1岁以内,90%发生在3岁以内。

(一)病理生理

小儿硬脑膜较薄且与颅骨内板贴附紧密,颅骨发生分离骨折时,下面的硬脑膜同时发生撕裂,此时如硬脑膜、蛛网膜、软脑膜及脑组织突入骨折裂隙之间,即存在向外部生长的"力量"促成生长性骨折的发生。如蛛网膜突入后可能形成某种程度的活瓣样作用,使脑脊液流出而不易返回,形成局部的液体潴留;同时骨折裂缝长期受脑搏动的冲击,使骨折缝进一步分离及骨折缝缘脱钙吸收,形成颅骨缺损逐渐加宽,导致脑组织膨出继续加重。婴幼儿期颅脑生长发育较快也是促使脑膨出加重和颅骨缺损增大的重要因素。局部脑组织的挫裂伤及膨出脑组织在骨窗缘受压迫导致血供障碍,使局部脑组织萎缩、坏死、吸收,是膨出脑组织发生囊性变形成囊肿的主要原因。若同侧脑软化严重,膨出的脑囊肿可以和脑室相通形成脑穿通畸形,加重神经功能障碍。囊肿的形成和扩大可以使颅骨缺损增大。部分病例没有明显的脑膨出,局部以胶质瘢痕增生为主要病理表现。

(二)临床表现

颅骨生长性骨折的最常见症状为颅脑外伤后数周至数月颅盖部出现进行性

增大的软组织包块,可呈搏动性。多伴发偏瘫、失语等局限性神经功能障碍,其次是局灶性癫痫发作,部分患者抽搐可以是首发症状。发生于颅盖部的颅骨生长性骨折患者,病程中期、后期均可触及颅骨缺损。发生于颅底的颅骨生长性骨折不出现包块,神经系统功能障碍为主要表现,其他少数病例表现为眼部症状、脑膜炎等。

(三)诊断与鉴别诊断

降低严重颅骨生长性骨折的发生主要是做到早期诊断。多数学者认为颅骨线性骨折在X线片显示骨折缝宽度在 4 mm 以上是颅骨生长性骨折的确诊标准。但是一组 63 例骨折缝宽度超过 3 mm 的婴幼儿分离性颅骨骨折病例报告中提示,83%(52 例)存在明确硬脑膜破裂并手术治疗;17%(11 例)无明确硬脑膜破裂。随访 6 个月至 3 年均无生长性骨折发生。在此组病例中14 例骨折缝宽度<4 mm 存在硬脑膜破裂、脑组织疝出,6 例骨折缝宽度>4 mm 而未发现硬脑膜破裂或脑组织疝出。提示骨折缝宽度>4 mm 不能作为颅骨生长性骨折的唯一诊断标准。笔者手术发现一例骨折缝低于 1 mm 却存在硬脑膜破裂,可能原因是幼儿颅骨较软,外伤即刻颅骨骨折明显变形移位造成硬脑膜撕裂,外力消失后移位骨板回弹复位,在颅骨影像学上骨折呈线性,无明显分离。在临床工作中需避免此类情况的漏诊。

颅骨生长性骨折局部包块需与单纯头皮血肿鉴别。颅盖部骨折后如出现逐渐增大的局部搏动性肿块,基底部触及颅骨缺损,则高度提示颅骨生长性骨折。典型的颅骨生长性骨折诊断并不困难,表现为外伤后合并颅骨骨折并逐渐出现骨折缝增宽颅骨缺损,局部搏动性包块。但颅骨生长性骨折早期诊断尤其重要,早期硬脑膜修补可避免颅骨缺损及继发性脑损伤的发生。准确判断颅骨骨折是否伴有硬脑膜破裂非常关键,因为颅骨骨折伴硬脑膜破裂是发生颅骨生长性骨折的病理基础。应根据颅骨骨折、脑损伤、合并头皮血肿等情况并辅助影像学检查,仔细判断是否有硬脑膜破裂。

发生颅骨生长性骨折的病例往往有如下特征:①骨折部位位于颅盖部;②骨折相应部位脑组织有明显挫裂伤;③骨折缝有分离,一般超过 3 mm;④局部头皮肿胀与单纯头皮血肿(此时多为骨膜下血肿)有所不同:单纯头皮血肿有明显波动感,早期张力较高,数天后张力明显降低;合并硬脑膜破裂者头皮肿胀波动感稍差,几天后有明显沿骨折走形的头皮下软组织感(皮下碎烂坏死脑组织);或者因为脑脊液漏出,较单纯头皮血肿有更明显的皮下水样波动感;⑤头皮下穿刺可见碎裂脑组织或淡血性脑脊液,此方法简便易行,安全可靠;⑥头颅 CT 检查可见皮下积液密度较头皮血肿低,结合三维 CT 及 MRI 判断硬脑膜完整性,典型病例可见脑组织疝出。一般情况下细致的体检结合头皮穿刺可以明确判断。一些难以明确诊断的病例,需充分告知家长密切门诊随访,一旦提示有生长性骨折的征象应及时复诊。

(四)治疗

颅骨生长性骨折重在早发现、早处理,因为早期诊断及治疗是控制整个病情发展的关键环节。颅骨生长性骨折只能采用手术治疗,其主要目的是修补硬脑膜及颅骨缺损,对伴发癫痫者可同时行癫痫灶切除。在病情早期手术较容易,修补硬脑膜后颅骨骨瓣原位复位,即使存在缝隙较宽一般也不会影响颅骨的生长重建。病情进展后颅骨缺损范围增大,撕裂的硬脑膜常回缩至颅骨缺损区之外,开颅时为了显露出硬脑膜边缘,应在颅骨缺损缘 1～3 cm 外钻孔以探查骨孔下方是否存在硬脑膜。若存在硬脑膜即以此为界掀开骨瓣,若没有硬脑膜则需适当再扩大范围。术前还需了解有无硬膜下积液、脑积水等引起颅内压增高的并发症,若有则应作相应处理。硬脑膜修补材料可取自患者局部的颅骨骨膜、颞肌筋膜、帽状腱膜,现在使用人工材料神经补片修补硬脑膜也是较好的选择。颅骨修补材料以往多采用患者自身的肋骨或劈开的颅骨内外板,目前修补材料主要采用塑形钛网。修补颅骨缺损时需注意,因长时间脑搏动冲击,颅骨缺损边缘成唇样外翻,直接用钛网覆盖成形差,需去除变形的颅骨缺损边缘或打磨平整后再行钛网覆盖。手术皮瓣设计时需考虑到手术范围存在的可变因素,充分估计皮瓣大小。术前的塑形钛网准备可以根据头颅三维 CT 显示的颅骨缺损形状及术中颅骨缺损缘修整范围来设计钛网大小及形状,以达到满意的修复效果。

第三节 颅 内 血 肿

一、概述

颅内血肿属颅脑损伤严重的继发性病变,约占闭合性颅脑损伤 10%,占重型颅脑损伤的40%～50%。颅内血肿极易致有生命危险的脑疝形成。因此,其早期诊断和及时手术治疗非常重要。一般而言,急性颅内血肿量幕上超过20 mL,幕下 10 mL 即可引起颅内压增高症状。

(一)按血肿在颅内结构的解剖层次分类

(1)硬脑膜外血肿:指血肿形成于颅骨与硬脑膜之间者。

(2)硬脑膜下血肿:指血肿形成于硬脑膜与蛛网膜之间者。

(3)脑内(包括脑室内)血肿:指血肿形成于脑实质内或脑室内者。

(4)多发血肿。

(二)按血肿的症状出现时间分类

(1)急性型:伤后 3 天内出现者,大多数发生在 24 小时以内。

(2)亚急性型:伤后 4～21 天出现者。

(3)慢性型:伤后 3 周以后出现者。

(三)特殊部位和类型的血肿

如颅后窝血肿、多发性血肿等。因其各有临床特点而与一般血肿有所区别。

二、硬膜外血肿

(一)病因与病理

硬脑膜外血肿是位于颅骨内板与硬脑膜之间的血肿,占颅脑损伤的 1％～3％,外伤性颅内血肿的 25％～30％,其中,急性 85％,亚急性 12％,慢性 3％。可发生于任何年龄,但以 15～30 岁的青年多见,小儿则少见,可能因小儿的脑膜中动脉与颅骨尚未紧密靠拢有关。硬膜外血肿多发生在头部直接损伤部位,是因为颅骨骨折(约 90％)或颅骨局部暂时变形致血管破裂,血液聚积于硬脑膜和颅骨之间而形成血肿。出血来源为硬脑膜中动脉(70％)和静脉、板障导血管、静脉窦和脑膜前动脉和筛动脉等损伤,除原出血点外,由于血肿的体积效应可使硬脑膜与颅骨分离,撕破另外一些小血管可使血肿不断增大。血肿多位于颞部、额顶部和颞顶部。

典型的急性硬脑膜外血肿常见于青壮年男性颅骨线形骨折患者,以额颞部和顶颞部最多,这与颞部含有脑膜中动、静脉,又易为骨折所撕破有关。特别是发展急速的硬脑膜外血肿,其出血来源多属动脉损伤所致,血肿迅猛增大,可在数小时内引起脑疝,威胁患者生命。若出血源于静脉,如硬脑膜静脉、板障静脉或静脉窦,则病情发展稍缓,可呈亚急性或慢性病程。急性硬脑膜外血肿在枕部较少,因该处硬膜与枕骨贴附较紧,且常属静脉性出血。据研究,血肿要将硬膜自颅骨上剥离,至少需要 35 g 的力量。但有时由于骨折线穿越上矢状窦或横窦,亦可引起骑跨于窦上的巨大硬膜外血肿,这类血肿的不断扩张,多为硬脑膜

<<<

与骨内板剥离后,因新的再出血所致,而非仅由静脉压造成继续出血。血肿的大小与病情的轻重关系密切,越大越重。不过出血速度更为突出,往往小而急的血肿早期即出现脑压迫症状,而出血慢的血肿,则于数天甚至数周,始表现出颅内压增高。位于半球凸面的急性血肿,常向内向下推压脑组织,使颞叶内侧的海马及钩回突向小脑幕切迹缘以下,压迫大脑脚、动眼神经、大脑后动脉,并影响脑桥静脉及岩上窦的回流,称为小脑幕切迹疝。为时较久的硬膜外血肿,一般于6～9天即有机化现象,由硬膜长入纤维细胞并有薄层肉芽包裹且与硬膜及颅骨粘连。小血肿可以完全机化,大血肿则囊性变内贮褐色血性液体。

(二)临床表现

硬脑膜外血肿可同时存在多种类型的颅脑损伤,血肿又可以出现在不同部位,故其临床表现各有差异,出血速度及年龄的差异也使其临床表现有所不同,但从临床特征看,仍有一定规律及共性,即昏迷-清醒-再昏迷。以单纯的颞部硬脑膜外血肿为例,具有下列特征。

1.有急性颅脑损伤病史

颞部可有伤痕、可有骨折线跨过脑膜中动脉沟,伤后神经系统可无阳性体征。

2.意识障碍

由于原发性脑损伤程度不一,这类患者的意识变化,有3种不同情况:如果没有原发脑损伤,可无原发昏迷,而是随着颅内出血、血肿形成颅内压升高逐渐进入昏迷状态。若原发性脑损伤略重,伤后曾一度昏迷,受伤时可能有短暂意识障碍,意识好转后,因颅内出血使颅内压迅速上升,出现急性颅内压增高症状,同时再次转入昏迷状态,两次昏迷之间的时间称为"中间清醒期"。如果原发脑损伤较重,原发昏迷较深、持续时间较长,伤后可出现昏迷程度变浅,而随着颅内出血、血肿形成颅内压升高再次出现昏迷程度加深,这段时间称为"意识好转期"。"中间清醒期"或"意识好转期"短者为2～3小时或更短,大多为6～12小时或稍长,24小时或更长者则少见。"中间清醒期"或"意识好转期"短,表明血肿形成迅速,反之则缓慢。

3.颅内压增高

随着颅内压增高,患者常有头疼、呕吐加剧,躁动不安和四曲线的典型变化,即Cushing反应,出现血压升高、脉压增大、体温上升、脉率及呼吸缓慢等代偿性反应,等到衰竭时,则血压下降、脉搏细弱及呼吸抑制。

4.神经系统体征

单纯的硬膜外血肿,早期较少出现神经受损体征,仅在血肿形成压迫脑功能区时,才有相应的阳性体征,如果患者伤后立即出现面瘫、偏瘫或失语等症状和体征时,应归咎于原发性脑损伤。当血肿不断增大引起颞叶钩回疝时,患者则不仅有意识障碍加深,生命体征紊乱,同时将相继出现患侧瞳孔散大,对侧肢体偏瘫等典型征象。偶尔,因为血肿发展急速,造成早期脑干扭曲、移位并嵌压在对侧小脑幕切迹缘上,则可引起不典型体征:对侧瞳孔散大、对侧偏瘫;同侧瞳孔散大、同侧偏瘫;或对侧瞳孔散大、同侧偏瘫;应立即借助辅助检查定位。

(三)诊断

具有上述典型表现的病例占小脑幕上硬脑膜外血肿的 1/3 左右,诊断较容易。辅助检查:X 线片可有骨折线;CT 扫描绝大多数(84%)表现为颅骨内板与脑表面之间的双凸镜影或梭形高密度影,据此可确定诊断,11% 表现为颅骨侧球面外凸形,而脑组织侧平直,5% 表现类似硬膜下血肿的新月形。急性一般为高密度影,含不凝血时可有低密度影,边界清楚,亚急性和慢性可等密度,需增强才能显示,有时血肿内含气体。CT 扫描可以明确血肿定位、计算血肿量、了解脑受压及中线结构移位情况,以及脑挫裂伤、脑水肿、多个或者多种血肿并存的情况,CT 骨窗可了解有无骨折及骨折情况。MRI 表现为颅骨内板梭形病灶,T_1WI 呈高信号,T_2WI 为低信号。

(四)治疗与预后

急性硬膜外血肿的治疗,原则上一经诊断即应施行手术,排除血肿以缓解颅内高压,术后根据病情给予适当的非手术治疗。一般若无其他严重并发症且脑原发损伤较轻者,预后均良好。死亡率介于 5%～25%,不同地区或单位悬殊较大。实际上这类患者死亡的主要原因并非血肿本身,而是因脑疝形成后所引起的脑干继发性损害所致,因此,必须做到早期诊断、及时处理,才能有效地降低死亡率。国外有人提出单纯硬膜外血肿患者应该争取无死亡。

1.手术技术

按常规行皮瓣、肌骨瓣或游离骨瓣开颅,部分患者可行骨窗开颅,开瓣大小要充分,以能全部或大部暴露血肿范围为宜。翻开骨瓣见到血肿后,可用剥离子或脑压板轻轻将血肿自硬脑膜上剥离下来,亦可用吸引器将其吸除。血肿清除后如遇到活动出血,应仔细寻找出血来源,探明损伤血管后,应将其电凝或用丝线贯穿结扎,彻底止血。位于骨管内段的脑膜中动脉破裂时,可采用骨蜡填塞骨管止血。如上矢状窦或横窦损伤,可覆盖吸收性明胶海绵压迫止血,出血停止后,可于静脉窦损伤处,用丝线缝合对吸收性明胶海绵加以固定。对硬脑膜表面的小血管渗血,应电凝彻底止血。沿骨瓣周围每隔 2～3 cm,用丝线将硬脑膜与骨膜悬吊缝合。如仍存有渗血处,须在硬脑膜与颅骨内板之间放置吸收性明胶海绵止血。对骨瓣较大者,应根据骨瓣大小,于骨瓣上钻数小孔,做硬脑膜的悬吊,尽量消灭无效腔。如血肿清除后,发现硬脑膜张力很高,脑波动较弱,硬脑膜下方呈蓝色,说明硬脑膜下可能留有血肿,应切开硬脑膜进行探查,如发现有血肿,则按硬脑膜下血肿继续处理。如未见硬脑膜下有血肿并排除邻近部位的脑内血肿时,提示可能在远隔部位存在血肿,应行 CT 复查或钻孔探查,以免遗漏。

2.非手术治疗

对于神志清楚、病情平稳、血肿量＜15 mL 的幕上急性硬膜外血肿可采取保守治疗。但必须动态观察患者神志、临床症状和动态 CT 扫描。一旦发现血肿增大,立即改为手术治疗。急性硬膜外血肿,无论施行手术与否,均须进行及时、合理的非手术治疗,特别是伴有严重脑原发性损伤和/或继发性脑损害的患者,决不能掉以轻心。治疗措施应是在严密观察患者临床表现的前提下,采用脱水、激素、止血及活血化瘀药物治疗,如丹参、川芎等。

(五)迟发性硬膜外血肿及慢性硬脑膜外血肿

1.迟发性硬膜外血肿

迟发性血肿的意义是影像学检查的概念,即首次 CT 扫描时没有明显影像异常,而是在相隔几小时甚至十多天之后再次复查时,才发现的血肿,故谓之迟发,并不是指血肿的期龄或病程的急缓。迟发性硬膜外血肿占整个硬膜外血肿的 5％～22％,男性青年较多。其发病机制,可能是由于患者头部外伤时存在硬脑膜的出血源,但因伤后脑组织水肿、其他先此形成的血肿及某些引起颅内压增高的因素,形成了填塞效应而对出血源有压迫作用。但继后若采用过度换气、强力脱水、脑脊液漏、清除颅内血肿及手术减压等措施,或因全身性低血压的影响使颅内高压迅速降低,突然失去了填塞效应,故而造成硬脑膜自颅骨剥离,遂引起迟发性硬膜外血肿。临床上,这类患者常有病情突然恶化或首次 CT 为阴性而病情却无好转,此时应立即复查 CT,明确诊断。一旦诊断确立,应尽早手术清除。迟发性硬膜外血肿与慢性硬膜外血肿相比,预后明显较差。

对已有明显病情恶化的患者,应及时施行手术治疗。除少数血肿发生液化,而包膜尚未钙化者,可行钻孔冲洗引流之外,其余大多数患者都须行骨瓣开颅清除血肿。一则暴露充分,二则不残留颅骨缺损。同时对术中查寻出血点和施行止血操作均较方便。此类患者如果处理得当，不伴发严重并发症，预后均较好。对个别神志清楚、症状轻微、没有明显脑功能损害的患者，亦有人采用非手术治疗，在 CT 监护下任其自行吸收或机化。

2.慢性硬膜外血肿

在临床上慢性硬膜外血肿较少见，是指伤后 3 周以上发现者，占硬膜外血肿的 3.5%～3.9%，自从 CT 应用以来发生率有所上升，这中间可能有部分属亚急性硬膜外血肿，甚至是迟发性血肿，况且诊断慢性硬膜外血肿的时间标准，也不像慢性硬膜下血肿那样明确。一般认为伤后 13 天以上，血肿即开始有钙化现象可作为慢性血肿的诊断依据。慢性硬膜外血肿的致伤因素与急性者并无特殊之处，其不同者乃是患者伤后能较长时间地耐受血肿，且临床症状表现十分迟缓。这可能与血肿的大小、形成速度、所在部位和患者颅腔容积的代偿能力有关。故有出血源于静脉的说法，虽然静脉压力较低不易剥离硬脑膜，但若受伤的瞬间硬膜与颅骨已被分离，或因伴发脑脊液漏致使颅压偏低时，均有造成慢性血肿的可能。此外，亦有人认为是因外伤后引起的脑膜中动脉假性动脉瘤破裂所致。慢性硬膜外血肿的转归与硬膜下血肿不同，早期呈凝血块状，后期在局部硬膜上形成一层肉芽组织并能由 CT 所显示。仅有少数慢性血肿形成包膜及中心液化，但为时较久，需 5 周左右。

本病以青年男性为多，可能是因为硬脑膜在颅骨上的附着没有妇女、儿童及老人紧密，而易于剥离之故。好发部位与急性硬膜外血肿正好相悖，即位于额、顶、枕等处为多，而颞部较少，究其原因，多系颞部血肿易致脑疝，故而病程发展较速。临床特点主要是头疼、呕吐及视乳突水肿。患者可以较长时间处于慢性颅内高压状态，如果不认真检查，往往误诊为脑外伤后综合征，直到因颅内高压引起神经系统阳性体征，如意识障碍、偏瘫、瞳孔异常或眼部体征时，才引起重视。

慢性硬膜外血肿的诊断有赖于影像学检查。绝大多数患者均有颅骨骨折，而且骨折往往穿越硬膜血管压迹或静脉窦。CT 扫描的典型表现，是位于脑表面的梭形高密度影，周界光滑，边缘可被增强，偶见钙化。MRI 于 T_1 和 T_2 加权图像上均呈边界锐利的梭形高信号区。

三、硬膜下血肿

硬脑膜下血肿是颅脑损伤常见的继发损害，是颅内血肿中最常见的一类，发生率为 5%～6%，占颅内血肿的 50%～60%。由于出血来源的不同又分为复合型硬脑膜下血肿与单纯型硬脑膜下血肿。前者系因脑挫裂伤、脑皮质动静脉出血,血液集聚在硬脑膜与脑皮层之间,病情发展较快,可呈急性或亚急性表现。有时硬膜下血肿与脑内血肿相融合,颅内压急剧增高,数小时内即形成脑疝,多呈特急性表现,预后极差;单纯型硬脑膜下血肿系桥静脉断裂所致,出血较缓,血液集聚在硬脑膜与蛛网膜之间,病程发展常呈慢性,脑原发伤较轻,预后亦较好。

急性硬脑膜下血肿发生率最高达 70%,亚急性硬脑膜下血肿约占 5%。两者致伤因素与出血来源基本相同,均好发于额颞顶区。临床病程发展的快慢,则据脑原发损伤的轻重、出血量及个体代偿能力的不同而异。慢性硬脑膜下血肿约占 25%,多是单纯型硬脑膜下血肿。

(一)急性硬脑膜下血肿

1.伤因与病理

急性硬脑膜下血肿大都是由脑挫裂伤皮质血管破裂引起出血,基本上均属复合型硬膜下血肿。如果加速性损伤所致脑挫裂伤,血肿多在同侧;而减速性损伤所引起的对冲性脑挫裂伤出血常在对侧;一侧枕部着力的患者,在对侧额、颞部前份发生复合型硬膜下血肿,甚至同时并发脑内血肿;枕部中线着力易致双侧额极、颞尖部血肿;当头颅侧方受到打击时,伤侧可引起复合型硬膜下血肿,即硬膜下及脑内血肿;头颅侧方碰撞或跌伤时,同侧多为复合性硬膜下血肿或硬膜外血肿,对侧可致单纯性和/或复合型硬膜下血肿;另外,前额部遭受暴力,不论是打击还是碰撞,血肿往往都在额部,很少发生在枕部,而老年人则常引起单侧或双侧单纯性硬膜下血肿。

2.临床表现

复合性硬脑膜下血肿发生后首先使原来的神经症状加重,进而出现急性颅内压增高及脑疝征象。患者伤后意识障碍严重,常无典型的中间清醒期或只表现意识短暂好转,继而迅速恶化,一般表现为持续性昏迷或意识障碍程度进行性加重。由于病情进展迅速,多很快出现血肿侧瞳孔散大,不久对侧瞳孔亦散大,肌张力增高,呈去脑强直状态。而单纯性硬脑膜下血肿伴有的原发性脑损伤多较轻,似硬膜外血肿,常有中间清醒期,出血量一般较复合型者为多,如及时将血肿清除,多可获得良好的效果。

局灶性体征:伤后早期可因脑挫裂伤累及某些脑功能区,伤后即有相应的体征,如偏瘫、失语、癫痫等;若是在观察过程中有新体征出现,系伤后早期所没有的或是原有的阳性体征明显加重等,均应考虑颅内继发血肿的可能。

3.诊断与鉴别诊断

颅脑损伤后,原发昏迷时间较长或原发昏迷与继发性意识障碍互相重叠,表现为昏迷程度不断加深,并随之出现脑受压及颅内压增高的征象,特别是伴有局灶体征者,即应高度怀疑急性硬脑膜下血肿;行辅助检查诊断,切勿观望,不要等到瞳孔散大、对侧偏瘫、昏迷加深及生命征紊乱等典型脑疝综合征出现,以致延误病情,应该及早进行 CT 检查。另外,对小儿及老人急性硬脑膜下血肿的诊断,应注意其临床表现各具特点;小儿脑受压症状出现较早、较重,有时脑挫裂伤不重但脑水肿或肿胀却很明显,易有神经功能缺损,癫痫较多,预后较成人差;老年人因血管硬化、脑萎缩,脑的活动度大,故轻微头伤也可造成严重损害,故急性硬脑膜下血肿多属对冲性复合型血肿,常伴有脑内血肿,虽然脑水肿反应没有青年人重,但组织修复能力差,恢复慢,并发症多,死亡率亦高。

辅助检查首选 CT 扫描,既可了解脑挫裂伤情况,又可明确有无硬脑膜下血肿;颅骨 X 线片检查,约有半数患者可出现骨折,但定位意义没有硬膜外血肿重要,只能用作分析损伤机制的参考;头 CT 显示:颅骨内板与脑表面之间新月形高密度影,也可为混杂密度或等密度。

4.治疗与预后

(1)非手术治疗:急性硬脑膜下血肿无论手术与否,均须进行及时、合理的非手术治疗,特别是急性血肿术后,尤为重要。虽有个别急性硬脑膜下血肿可以自动消散,但为数甚少,不可存侥幸心理,事实上仅有少数病情发展缓慢的急性硬脑膜下血肿患者,如果原发脑损伤较轻,病情发展迟缓,才可采用非手术治疗。适应证为:神志清楚、病情稳定、生命征基本正常,症状逐渐减轻;无局限性脑压迫致神经功能受损表现;CT 扫描脑室、脑池无显著受压,血肿在 40 mL 以下,中线移位不超过 10 mm;颅内压监护压力在 3.3~4.0 kPa(25~30 mmHg)。

(2)手术治疗:大多数急性硬脑膜下血肿病情发展快,伤情重,尤其是特急性病例,死亡率高达 50%～80%,一经诊断,刻不容缓,应争分夺秒,尽早施行手术治疗。手术方法的选择须依病情而定,根据血肿是液体状(多为单纯性硬脑膜下血肿和亚急性硬脑膜下血肿)或固体凝血块(多为复合性硬脑膜下血肿),分别采用不同的手术方法。常用的手术方法包括:钻孔冲洗引流术、颞肌下减压术、骨瓣开颅血肿清除术＋去骨瓣减压术和标准外伤大骨瓣开颅术。

钻孔冲洗引流术:只适合术前没有条件行 CT 检查或病情进展太快,来不及 CT 定位的紧急钻孔探查,则应按致伤机制及着力点,结合患者临床表现作出定位,然后按序钻孔。若属对冲性损伤,应首先在颞前部钻孔,其次是额部,然后顶部;若系直接冲击伤,则先在着力部,继而于对冲部位钻孔探查。发现血肿后,应将钻孔稍加扩大,以方便冲洗和清除血肿。如为液状血肿,又无活动性出血时,可于血肿较厚的部位再多作1～2个钻孔,然后经各孔间插管冲洗常可将血肿大部排出。此时,若颅内高压得以缓解,脑搏动良好,即可终止手术。于低位留置引流管一根,持续引流24～48小时,分层缝合头皮。小儿急性硬膜下血肿囟门未闭者可经前囟侧角穿刺反复抽吸逐渐排出,若属固态血肿则需钻孔引流或开颅清除血肿。

常规手术入路与操作:急性硬脑膜下血肿往往与脑挫裂伤和脑内血肿并存,且多位于对冲部位的额叶底区和颞极区,易发生于两侧,故多需采用开颅手术清除血肿及去骨瓣减压术。①骨瓣开颅切口:按血肿部位不同,分别采取相应骨瓣开颅。因额叶底和额极的对冲伤最为多见,常采用额颞区骨瓣或双侧前额区冠状瓣开颅,具有手术野显露广泛和便于大范围减压的优点,但其缺点为不能充分显露额极区与颞极区及脑的底面,难以彻底清除上述部位坏死的脑组织及对出血源止血。对损伤严重者可采用标准外伤大骨瓣开颅术。如血肿为双侧,对侧亦可采用相同切口。②钻孔减压:对于脑受压明显,估计颅内压显著升高者,可先在设计的颞区切口线上做小的切开,颅骨钻孔后,切开硬脑膜,清除部分血肿,迅速减轻脑受压。如系两侧血肿,也用同法将对侧血肿放出后再继续扩大开颅完成手术全过程。这样可以避免加重脑移位,防止脑膨出和脑皮质裂伤及损伤脑的重要结构。③清除血肿:翻开硬脑膜瓣后,先用生理盐水冲洗术野及冲洗出骨瓣下较远部位脑表面的血液,吸除术野内的血块和已挫裂失活的脑组织。对脑皮质出血用双极电凝耐心细致地加以止血。然后分别从颅前窝底和颅中窝底将额叶和颞叶轻轻抬起,探查脑底面挫裂伤灶。用吸引器清除失活的脑组织,并彻底止血。最后用大量生理盐水冲洗术野。④减压:应视情况而定。如损伤以出血为主,脑挫裂伤不重,血肿清除后见脑组织已自行塌陷、变软、波动良好者,只需将颞极区做适当切除,行颞肌下减压即可;如血肿量不太多,脑挫裂伤较重,血肿清除后仍有明显脑肿胀或出现急性脑膨出,并确已证明无其他部位血肿时,在应用脱水药物的同时将额极区和颞极区做适当切除,并弃去骨瓣,行颅内外减压术。

注意事项:在翻开骨瓣切开硬脑膜时,要特别注意观察,如果硬脑膜很紧张,脑压很高,最好用宽的脑压板经硬脑膜的小切口伸入硬脑膜下将脑皮质轻轻下压,然后迅速将硬脑膜切口全部剪开,或者先经硬脑膜小切口(可多处)清除部分血肿减压后再扩大硬脑膜切口,这样可以在切开硬脑膜的过程中,避免严重肿胀的脑组织由切口中膨出,造成脑皮质裂伤。

标准外伤大骨瓣开颅术:主要用于治疗单侧急性幕上颅内血肿和脑挫裂伤,特别是伴有脑疝者更适合。因为标准外伤大骨瓣开颅术能达到下列手术要求:①清除额颞顶硬脑膜外、硬脑膜下及脑内血肿;②清除额叶、颞前及眶回等挫裂伤区坏死脑组织;③控制矢状窦桥静脉、横窦及岩窦撕裂出血;④控制颅前窝、颅中窝颅底出血;⑤修补撕裂硬脑膜,防止脑脊液漏等。大量临床应用证明标准外伤大骨瓣开颅术[(10~12)cm×(12~15)cm]比经典骨瓣[(6~8)cm×(8~10)cm]疗效好,而且改良后用于双侧硬脑膜下血肿脑挫裂伤患者。目前已在国外广泛推广应用,取得肯定的疗效。临床证明标准外伤大骨瓣开颅术能清除约95%单侧幕上颅内血肿,另外5%幕上顶后叶、枕叶和颅后窝血肿则需行其他相应部位骨瓣开颅术。例如,顶后和枕部颅内血肿应该采用顶枕瓣、颅后窝血肿则需要行颅后窝直切口或倒钩切口、双额部颅内血肿应该采用冠状瓣切口等。

标准外伤大骨瓣开颅手术方法:①手术切口开始于颧弓上耳屏前1cm,于耳郭上方向后上方延伸至顶骨正中线,然后沿正中线向前至前额部发际下。若颅脑伤患者术前病情急剧恶化,出现脑疝症状时,应首先采取紧急颞下减压术。在颞部耳郭上方迅速切开头皮,分离颞肌,颅骨钻孔,用咬骨钳扩大骨窗,迅速切开硬脑膜,放出并吸除部分血肿。紧急颞下减压术能暂时有效地降低颅内高压,缓解病情。然后应该继续行标准外伤大骨瓣开颅术。②采用游离骨瓣或带颞肌骨瓣,顶部骨瓣必须旁开正中线矢状窦2~3cm。③对于已采取紧急颞下减压术的患者,从原来颞部硬脑膜切开处开始做T字弧形硬脑膜切开。若未曾采取紧急颞下减压术的患者,应从颞前部开始切开硬脑膜,再做T字弧形切开硬脑膜。硬脑膜切开后可以暴露额叶、颞叶、顶叶、颅前窝和颅中窝。④脑膜切开后,采用冲洗、吸引和杯状钳等轻柔去除硬脑膜下血肿。血肿清除后,仔细寻找出血来源。对于脑表面动静脉破裂出血者采用双极电凝止血;对于矢状窦静脉出血双极电凝止血无效时,宜采用吸收性明胶海绵止血或肌片填塞止血。脑挫裂伤通常发生在额叶前部、额叶底部和颞叶。对于肉眼所见的挫裂伤坏死脑组织应彻底吸除;对于颞上回后部、中央沟附近、顶叶或枕叶等重要功能区挫裂伤组织应慎重处理。若这些功能区挫裂伤组织确实坏死,则应吸除。脑内血肿最常见的部位是额叶和颞叶。脑内血肿可发生于脑浅表组织同脑挫裂伤并存,也可单独发生于脑深部组织。对于直径>1cm浅表脑内血肿应予以手术清除。对于脑深部血肿应慎重处理,若深部脑内血肿造成颅内高压、脑移位或神经功能障碍时,则应小心分开脑组织,暴露和清除深部脑内血肿;对于未引起颅内高压和神经功能障碍的较小脑深部血肿,则不必采用外科手术清除,血肿可自行吸收。硬脑膜切开后,有时会出现急性脑肿胀和脑膨出。手术过程中急性脑肿胀、脑膨出的原因主要包括脑血管张力自主调节能力丧失,当硬脑膜切开或血肿清除减压后,脑血管被动性扩张,脑充血脑肿胀形成;手术同侧或对侧术前已存在的颅内血肿或手术过程中形成的新血肿。对于其他颅内血肿应该给予手术清除;对于脑血管张力自主调节能力丧失所致的脑肿胀患者,目前最有效的治疗措施是控制性低血压,收缩压控制在 8.0～12.0 kPa,时程 2～4 分钟,以减轻脑充血和脑肿胀。在实施控制性低血压时可同时给予甘露醇和过度通气。控制性低血压时程不宜过长,以免造成缺血性脑损害。目前通常使用的控制性低血压药物是硫喷妥钠。给药方法:成人先静脉注射 500 mg,必要时加大剂量至 75 mg/kg;另外,术前或术中给予降温处理,也能有效地减轻脑肿胀和脑充血,绝大多数患者经过上述治疗后能有效地控制脑肿胀和脑膨出,若经过上述治疗措施仍无效,可考虑实施部分额叶或颞叶切除术。⑤颅内手术完毕后,应尽一切可能缝合硬脑膜,若因脑张力大硬脑膜无法缝合时,应采用腱膜或其他组织修补缝合硬脑膜。缝合硬脑膜的理由:防止术后硬脑膜外渗血进入蛛网膜下腔;减少术后大脑皮层与皮下组织的粘连;减少术后脑脊液漏和脑脊液切口漏;减少术后硬脑膜下脑内感染;防止脑组织从切口膨出;减少术后外伤性癫痫发生率。硬脑膜缝合完毕,放回并固定骨瓣,缝合手术切口。在手术缝合过程中,手术区放置引流管,用于引流手术部位渗血和渗液。术后脑室放置引流管,用于监测颅内压,颅内压高时可用于放脑脊液以降低颅内压。

(二)亚急性硬脑膜下血肿

其形成机制、症状与急性型相似,不同的是进展较慢,常在脑挫裂伤的基础上,逐渐出现颅内压增高症状,出现新的神经体征或原有体征加重,甚至出现脑疝。若外伤后病情发展较缓已为期 4～12 天,曾有中间意识好转期,继而加重,并出现眼底水肿及颅内压增高症状,则往往伴有亚急性硬脑膜下血肿。这类血肿要与继发性脑水肿相鉴别。MRI 不仅具有能直接显示损伤程度与范围的优点,同时对处于 CT 等密度期的血肿有独到的效果,因红细胞溶解后高铁血红蛋白释出,T_1、T_2 像均显示高信号,故有其特殊优势。所以,磁共振成像对于亚急性硬脑膜下血肿的诊断优于 CT 扫描。亚急性硬脑膜下血肿中,有部分原发性脑损伤较轻,病情发展较缓的病例,亦可在严密的颅内压监护下或 CT 扫描动态观察下,采用非手术治疗获得成功。但治疗过程中如有病情恶化,即应改行手术治疗,任何观望、犹豫都是十分危险的。手术方法的选择须依病情而定,根据血肿是液体状或固体凝血块,分别采用钻孔冲洗引流术及骨瓣开颅血肿清除术。

(三)慢性硬脑膜下血肿

慢性硬脑膜下血肿是指头部伤后 3 周以上出现症状,血肿位于硬脑膜与蛛网膜之间,具有包膜的血肿。本病好发于小儿及老年人,占颅内血肿的 10%,占硬脑膜下血肿的 25%。起病隐匿,临床表现多不明显,容易误诊。从受伤到发病的时间,一般在 1~3 个月,文献中报告有长达34 年之久者。

1.病因与病理

血肿形成和逐渐扩大的机制尚无统一认识。一般将慢性硬脑膜下血肿分为婴幼儿型及成人型。成人型绝大多数都有轻微头部外伤史,老年人额前或枕后着力时,脑组织在颅腔内的移动较大,易撕破脑桥静脉,其次静脉窦、蛛网膜粒等也可受损出血。一般血肿的包膜多在发病后 5~7 天开始出现,到 2~3 周基本形成,为黄褐色或灰色结缔组织包膜,靠蛛网膜一侧包膜较薄,血管很少,与蛛网膜粘连轻微,易于剥开,靠硬脑膜一侧包膜较厚,与硬脑膜紧密粘连,该层包膜有丰富的新生毛细血管,血浆不断渗出,有时见到毛细血管破裂的新鲜出血。非损伤性慢性硬脑膜下血肿十分少见,可能与动脉瘤、脑血管畸形或其他脑血管疾病有关。慢性硬脑膜下血肿扩大的原因,可能与患者脑萎缩、颅内压降低、静脉张力增高及凝血机制障碍等因素有关。

婴幼儿慢性硬脑膜下血肿以双侧居多,常因产伤引起,产后颅内损伤者较少,一般 6 个月以内的小儿发生率最高,此后则逐渐减少,不过外伤并非唯一的原因,除由产伤和一般外伤引起外,营养不良、维生素 C 缺乏病、颅内外炎症及有出血性体质的儿童,甚至严重脱水的婴幼儿,也可发生本病。出血来源多为大脑表面汇入上矢状窦的脑桥静脉破裂所致,非外伤性硬脑膜下血肿则可能由全身性疾病或颅内炎症所致的硬脑膜血管通透性改变引起。

慢性硬脑膜下血肿的致病机制主要在于占位效应引起颅内高压,局部脑受压,脑循环受阻、脑萎缩及变性,且癫痫发生率高达 40%。为期较久的血肿,其包膜可因血管栓塞、坏死及结缔组织变性而发生钙化,以致长期压迫脑组织,促发癫痫,加重神经功能缺失。甚至有因再出血内膜破裂,形成皮质下血肿的报道。

2.症状与体征

一般把临床表现归纳为 4 类。

(1)颅内压增高症状,一般呈慢性颅内压增高表现,有头疼及眼底水肿等。

(2)智力、精神症状:如记忆力和理解力减退、智力迟钝、精神失常。

（3）局灶性症状：如偏瘫、失语、偏侧感觉障碍等，但均较轻。

（4）婴幼儿患者，前囟膨隆，头颅增大，可误诊为先天性脑积水。

国外有人将慢性硬脑膜下血肿的临床表现分为四级。Ⅰ级：意识清楚，轻微头疼，有轻度神经功能缺失或无；Ⅱ级：定向力差或意识模糊，有轻偏瘫等神经功能缺失；Ⅲ级：木僵，对痛刺激适当反应，有偏瘫等严重神经功能障碍；Ⅳ级：昏迷，对痛刺激无反应，去大脑强直或去皮质状态。

3.诊断与鉴别诊断

由于这类患者的头部损伤往往轻微，出血缓慢。加以老年人颅腔容积的代偿间隙较大，故常有短至数周、长至数月的中间缓解期，可以没有明显症状。当血肿增大引起脑压迫及颅内压升高症状时，患者早已忘记外伤的历史或因已有精神症状、痴呆或理解能力下降，不能提供可靠的病史，所以容易误诊。因此，在临床上怀疑此症时，应尽早施行辅助检查，明确诊断。以往多采用脑超声波、脑电图、核素脑扫描或脑血管造影等方法辅助诊断。近年来临床都采用CT扫描，不但能提供准确诊断，而且能从血肿的形态上估计其形成时间，而且能从密度上推测血肿的期龄。一般从新月形血肿演变到双凸形血肿，需3～8周，血肿的期龄平均在3.7周时呈高密度，6.3周时呈等密度，至8.2周时则为低密度。但对某些无占位效应或双侧慢性硬膜下血肿的患者，MRI更具优势，对呈等密度时的血肿或积液均有良好的图像鉴别。

慢性硬脑膜下积液，又称硬脑膜下水瘤，多数与外伤有关，与慢性硬膜下血肿极为相似，甚至有作者认为硬膜下水瘤就是引起慢性血肿的原因。鉴别本要靠CT或MRI，否则术前难以区别。

大脑半球占位病变：除血肿外其他尚有脑肿瘤、脑脓肿及肉芽肿等占位病变，均易与慢性硬膜下血肿发生混淆；区别主要在于无头部外伤史及较为明显的局限性神经功能缺损体征。确诊亦需借助于CT、MRI或脑血管造影。

正常颅压脑积水与脑萎缩：这两种病变彼此雷同又与慢性硬脑膜下血肿相似。均有智能下降和/或精神障碍，不过上述两种病变均无颅内压增高表现，且影像学检查都有脑室扩大、脑池加宽及脑实质萎缩为其特征。

4.治疗与预后

目前，对慢性硬脑膜下血肿的治疗意见已基本一致，一旦出现颅内压增高症状，即应施行手术治疗，而且首选的方法是钻孔引流，疗效堪称满意，如无其他并发症，预后多较良好。因此，即使患者年老病笃，亦须尽力救治，甚至进行床旁锥颅引流，只要治疗及时，常能转危为安。现存的问题主要是术后血肿复发率仍较高,还有部分患者出现硬膜下积液,经久不愈,因此术后治疗不可忽视。

(1)钻孔冲洗引流术:根据血肿的部位和大小选择前后两孔(一高一低)。也有临床研究证明单孔钻孔冲洗引流术与双孔钻孔冲洗引流术的疗效基本相同,故不少临床医师采用单孔钻孔冲洗引流术。

于局麻下,先于前份行颅骨钻孔,进入血肿腔后即有陈旧血凝血块及棕褐色碎凝血块流出,然后用硅胶管或8号尿管小心放入囊腔,长度不能超过血肿腔半径,进一步引流液态血肿。同样方法于较低处(后份)再钻孔,放入导管,继而通过两个导管,用生理盐水轻轻反复冲洗,直至冲洗液变清为止。术毕,将两引流管分别另行头皮刺孔引出颅外,接灭菌密封引流袋。采用单孔钻孔冲洗引流术者,术中需注意排气。

(2)前囟侧角硬脑膜下穿刺术:小儿慢性硬脑膜下血肿,前囟未闭者,可经前囟行硬膜下穿刺抽吸积血,选用针尖斜面较短的肌肉针头,经前囟外侧角采用45°角斜行穿向额或顶硬膜下,进针0.5～1.0 cm即有棕褐色液体抽出,每次抽出量以15～20 mL为宜。若为双侧应左右交替穿刺,抽出血液常逐日变淡,血肿体积亦随之减小,如有鲜血抽出和/或血肿不见缩小,则需改行剖开术。

(3)骨瓣开颅慢性硬膜下血肿清除术:适用于包膜较肥厚或已有钙化的慢性硬膜下血肿。开颅方法已如前述,掀开骨瓣后,可见青紫增厚的硬脑膜,先切开一小孔,缓缓排出积血,待颅内压稍降后瓣状切开硬膜及紧贴其下的血肿外膜,一并翻开可以减少渗血。血肿内膜与蛛网膜多无愈着,易于分离,应予切除,但不能用力牵拉,以免撕破内外膜交界缘,该处容易出血,可在近缘0.5 cm处剪断。术毕,妥善止血,分层缝合硬脑膜及头皮各层、血肿腔置管引流3～5天。对双侧血肿应分期、分侧手术。

(4)术后处理:除一般常规处理外,可将床脚垫高,早期补充大量液体(每天3 500～4 000 mL),避免低颅压,利于脑复位。记录每24小时血肿腔的引流量及引流液的颜色,如引流量逐渐减少且颜色变淡,表示脑已膨胀,血肿腔在缩小,3～5天后即可将引流管拔除。如颜色为鲜红,多示血肿腔内又有出血,应及时处理。病情稳定好转并拔管后,可早期实施高压氧治疗,改善脑组织相对缺氧状态,以利于脑复张,减少血肿复发和慢性硬膜下积液发生。

5.外伤性硬膜下积液

外伤性硬膜下积液又称硬膜下水瘤,是外伤后硬膜下出现的脑脊液积聚,发病率占颅脑损伤的0.5%～1.0%,以老年人多见。硬膜下积液的原因不清,多认为系外伤引起蛛网膜破裂形成活瓣,使脑脊液进入硬膜下腔不能回流,或液体进入硬膜下腔后,蛛网膜裂口处被血块或水肿阻塞而形成。有急、慢性之分,急性少见,无包膜,慢性形成晚,有完整的包膜。临床表现似硬膜下血肿。CT 表现为一侧或双侧颅骨内板下方新月形低密度区,以双侧额颞区多见,常深入到前纵裂池,呈 M 型,CT 值 7 Hu 左右。MRI 表现为 T_1WI 为低信号,T_2WI 为高信号。可演化为硬膜下血肿,也可自行吸收。治疗以保守治疗为主,不吸收者可钻孔冲洗引流术或分流术。

四、脑内血肿

头部外伤后在脑实质内形成血肿称为外伤性脑内血肿。可以发生在脑组织的任何部位,多数为急性血肿。在迟发性颅内血肿中脑内血肿最常见。一般认为,幕上出血量达 20 mL、幕下出血量达 10 mL 称为血肿,因为临床上患者达到这一出血量即可导致急性脑受压症状,否则称为出血。当然,颅内血肿是否引起脑受压状态,取决于血肿量、血肿部位、血肿形成速度,是否合并脑挫裂伤和脑水肿程度等诸多因素。在 CT 应用之前,文献报道脑内血肿在闭合性颅脑损伤中占 0.5%～1.2%。CT 应用之后其比例为 1.5%～8.3%。

(一)发病机制

脑内血肿多发生于脑挫裂伤较重的部位。浅部的出血系由于骨折后刺伤皮层小血管或挫裂伤区脑皮质血管破裂所致。对冲伤所造成血肿多位于额极及颞极处,而且血肿多接近脑表面,并多伴有硬膜下血肿,这是外力作用于脑组织时使脑组织在颅内快速移动额极、底部及颞极与顶骨及蝶骨嵴撞击摩擦所致,位于脑深部的血肿系外伤时脑组织受变形或剪应力作用造成深部血管的撕裂伤所致。位于基底核区、丘脑或脑室壁附近的血肿较大时,可破入脑室致脑室内出血。此类患者往往病情危重,预后不佳。

(二)病理改变

急性脑内血肿初期为凝血块,形状不规则,常与挫裂伤或坏死的脑组织相混杂。4～5 天后血肿开始液化,血肿颜色逐渐变为酱油样或棕褐色陈旧性血液,周围有胶质细胞增生,脑组织内水肿也较明显。随着时间的延长,血肿逐渐变为黄褐色液体,血肿周围包膜形成,包膜为增生的胶质纤维和神经胶质,至 2～3 周包膜也较完整,少数可出现钙化。血肿周围脑组织可见含铁血黄素沿着。脑沟变平、脑回变宽、变软,触之有波动感,此时周围脑水肿已减轻,多无明显颅内压增高。

(三)血肿部位

外伤性脑内血肿可发生于脑内任何部位,但其发生部位与受伤机制有直接关系。临床上最常见的部位为额颞叶前部,约占 80%,常为对冲性脑挫裂伤所致。其次为顶叶、枕叶约占 10%,其他则分布于基底核区、小脑、脑室内和脑干等处。在加速性损伤中,血肿多发生于外力直接作用的部位,而在减速性损伤中血肿多发生于外力作用的对冲的部位。了解受伤机制与血肿部位的关系,有助于对一些已经发生脑疝特别危重,没有时间进行 CT 扫描的患者手术时决定开颅手术部位。

(四)临床表现

脑内血肿的临床表现与血肿的部位、大小及所伴随的脑损伤程度等密切相关。脑内血肿较小、脑挫裂伤较局限者伤后意识障碍较轻、持续时间较短,多有中间清醒期;而脑挫裂伤广泛、血肿较大或深部血肿破入脑室者,伤后意识障碍多较深,且进行性加重,无中间清醒期,病情变化快,容易发生脑疝。如位于非功能区体积较小的血肿且伴随的脑挫裂伤较轻者,则可能无明显的神经缺失症状。而对于因对冲性脑挫裂伤较重的额、颞叶前部的血肿患者,则有明显颅内压增高症状,而无神经系统定位症状和体征。位于功能区附近血肿,除了颅内压增高症状外还会出现神经系统功能缺失症状、体征。如位于运动区及语言中枢及附近血肿可出现偏瘫、失语,并可出现局灶性癫痫。位于基底区者出现“三偏征”。位于小脑的血肿表现为肢体共济失调及平衡功能障碍。脑干血肿则病情凶险,意识障碍。并伴有高热和生命体征改变。

(五)辅助检查

CT 扫描是诊断颅内血肿最简便、最有效的辅助检查,对于急性出血应首选 CT 检查。主要表现脑内圆形或不规则形高密度影,急性期 CT 值为 50～90 Hu,周围有低密度的水肿带。占位效应明显者可见脑室、脑池受压变形和中线结构移位等。同时还可发现其所伴随的脑挫裂伤、蛛网膜下腔出血或其他部位血肿等情况。3 天后,血肿周围部分的血红蛋白开始溶解、破坏并被周围巨噬细胞吞噬,周围部分出血密度开始降低,中心部分仍为高密度,随着时间推移,血肿中心的高密度范围逐渐缩小,至出血后 1 个月时,通常整个血肿呈等密度或低密度。

颅内出血的 MRI 表现比较复杂,其信号强度随出血量不同而异。新鲜出血时,理论上 T_1 和 T_2 相应为等信号,但由于血肿初期蛋白含量较低,质子密度较高,或由于血肿内水分增加,可使血肿的 T_1 和 T_2 弛豫时间稍长于脑组织,所以 T_1 相常表现为稍低信号,T_2 相对稍高信号;但在高磁场 MR 机成像时 T_1 相则表现为等信号。出血数小时后,红细胞内的血红蛋白逐渐转变为脱氧血红蛋白,它可使 T_2 弛豫时间缩短,T_2 相上呈低信号,T_1 相依据急性血肿的不同时期可呈等信号、稍低信号、稍高信号或高信号。出血 3~6 天开始,T_1 相上常表现为高信号环,而血肿中心部分为低或等信号。而此期的 T_2 相表现较复杂,既可是高信号,也可是低信号。出血 2 周后,红细胞已溶解,出现含铁血红素沉积,并主要位于血肿壁,所以在 T_1 相上常表现为血肿周围一低信号环,呈慢性血肿的特点。因此,对诊断颅内血肿而言,急性期应首选 CT 扫描而非 MRI 扫描。

(六)诊断与鉴别诊断

根据病史,临床表现,结合头颅 CT 扫描辅助检查,发现脑内异常高密度影,周围低密度水肿带及合并脑挫裂伤或其他颅内血肿即可做出外伤性脑内血肿的诊断。在 CT 应用之前,其诊断有一定困难,CT 应用之后诊断就变得容易了。对于没有 CT 设备的医疗单位或病情危急来不及行头颅 CT 扫描者应根据受伤机制分析脑内血肿可能的发生部位进行钻孔探查,以发现血肿,以免遗漏。本病应注意与单纯脑挫裂伤、局限性脑水肿或其他类型颅内血肿相鉴别。

(七)治疗

1.非手术治疗

对于意识清楚、病情进展缓慢、临床症状较轻、无明显颅内压增高、幕上血肿 <30 mL,幕下血肿 <10 mL,中线结构无明显移位者,或年老体弱者并有其他脏器严重疾病者,可采取非手术治疗,给予脱水、利尿、止血、防治感染等手术治疗,但非手术治疗期间应严密观察病情变化,特别是位于颞叶的血肿,因容易发生颞叶钩回疝。如病情呈进行性加重,应及时复查头颅 CT,必要时改为手术治疗。少数慢性颅内血肿患者,由于血肿已囊变、颅内压不高,则无须特殊处理,除非有顽固性癫痫发作,否则也不需要手术治疗。

2.手术治疗

脑内血肿的手术指征与其他类型的外伤性颅内血肿一样,包括临床症状体征加重者、头颅 CT 扫描幕上血肿 >30 mL、颞叶血肿 >20 mL 或幕下血肿 >10 mL 并有急性颅内压增高和占位效应者。手术目的是清除血肿,控制颅内出血,降低颅内压,防止脑移位和脑疝形成。手术方法:一般采用骨瓣或骨窗开颅,清除硬膜下血肿及破碎坏死的脑组织后,采用脑针试行穿刺脑内血肿后予以清除,对血肿腔周围彻底止血。若血肿破入脑室应沿破口进入脑室系统,尽量清除其内的血肿块。术后行持续脑室外引流。清除血肿后若脑肿胀仍明显、颅内压高者应去除骨瓣减压。手术清除血肿时应注意:①打开骨瓣时如发现颅腔张力很高、触之较硬者,应采取脱水、利尿或过度换气等使压力下降后先在硬膜上切一小口吸除部分血肿及坏死脑组织再扩大硬膜切口,翻开硬膜。否则在颅压很高的情况下骤然打开硬膜会形成急性脑膨出,引起脑组织嵌顿,加重原有的脑损伤;②如果清除血肿后颅压仍未下降或降低后又出现颅压高甚至脑膨出应该查明原因,如是否其他部位还有血肿并做相应处理;③对于位于深部的血肿则不必勉强清除,血肿可自行吸收;④清除血肿时应注意保护功能区脑组织。

(八)预后

由于外伤性急性脑内血肿常伴有严重的脑挫裂伤,死亡率很高,文献报道约45%。死亡的原因包括血肿本身的影响及脑挫裂伤、蛛网膜下腔血肿出血、脑水肿等合并伤所带来的一系列问题。本病术后遗留神经功能缺失和癫痫发生率较其他颅内血肿高。对于亚急性和慢性血肿,只要及时治疗,方法得当,则预后较好。

迟发性脑内血肿,是 1977 年 Frech 和 Dubin 根据 CT 扫描结果最早提出来的一个影像学概念,是指头部外伤后首次头颅 CT 扫描未发现的脑内血肿,经过一段时间重复 CT 扫描或手术、尸检发现的血肿,或是清除血肿一段时间后又在脑内不同部位发现血肿者,其发生率为 1%~10%,多见于年龄较大的颅脑损伤患者,发病高峰常在脑挫裂伤后 3 天内或清除其他脑内血肿突然减压之后。低血压、低氧血症、全身凝血功能障碍及手术减压早期应用脱水剂、过度通气降颅压等对迟发性脑内血肿的发生起到促进作用。本病的临床特点是:中老年人减速性暴力所致的中重型颅脑损伤,伤后 3~6 天临床症状和体征逐渐加重,或出现局限性癫痫,意识进行性恶化,特别是有低血压、脑脊液外引流或过度换气或强力脱水的病例,应及时复查 CT,以便尽早诊断及治疗。提高本病的诊疗水平关键是加强病情观察,尽早复查 CT,以及时诊断迅速清除血肿。本病预后较差,死亡率为 25%~55%。

五、脑室出血

外伤性脑室出血临床上相对少见,多数患者伴有严重的颅脑外伤。其特点是伤情重,预后差,死亡率较高。临床上单纯脑室内出血较少见,大部分患者常合并有弥漫性轴索损伤、脑挫裂伤、颅内血肿及颅骨骨折等其他脑损伤。

(一)发病机制

原发性脑室出血由脑室壁及脑室内血管如脉络丛血管破裂出血引起,而继发性脑室内出血则是外伤时致脑实质内出血形成血肿并破入脑室所致。外伤性原发性脑室内出血的机制尚不完全明确,有部分学者认为是沿矢状方向的外伤作用于头部,在脑室壁受伤的瞬间,突然发生向前向后移动、变形,使脑室壁上的室管膜受到负压吸引,同时受到脑脊液的强力作用,也促使中线部位的胼胝体、室管膜及脉络丛结构受到重力的作用致血管破裂,血液淤积于脑室。也有学者认为有些病例是脑室壁上的隐匿性血管畸形在外伤时由于外力作用使其破裂出血所致。总之,脑室受伤瞬间脑室变形,负压形成及剪应力作用使脑室壁破裂致室管膜下血管及脉络丛血管损伤出血,可能是外伤性原发性脑室内出血主要原因。

(二)临床表现

外伤性脑出血病情较复杂,由于常常伴有其他严重的颅脑损伤,所以其临床表现与一般的颅脑损伤并无太大区别和特异性,根据患者的出血部位、出血量的多少及累及脑室的多少、是否伤及中线结构而有不同。临床上患者可表现为意识障碍,伤后持续昏迷或昏迷持续加重,如出血量多累及全脑室系统同时脑损伤严重如伴有下丘脑、脑干损伤者,除了严重意识障碍外常有消化道出血、高热、抽搐、呼吸节律改变等;也有部分单纯性脑室内出血,其他脑伤较轻者仅有较轻意识障碍,仅表现头痛、烦躁或淡漠,无明显定位体征。生命体征不同程度的变化,临床上发热患者较多,这与脑室内出血后对视丘下部的刺激有关。神经系统检查可见脑膜刺激征、脑干损伤体征及神经系统定位体征,这与伴发的脑损伤有关。有部分患者早期症状较轻,但可突然出现昏迷、抽搐、去皮质强直发作、呼吸停止等,应予高度重视。

(三)辅助检查

头颅 CT 扫描见脑室系统不同程度高密度影,可表现为单侧或双侧脑室出血,有些表现为全脑室系统积血,脑室铸型。部分患者伴有蛛网膜下腔出血,有脑挫伤、颅内血肿。少数脑室内出血可以由脑室内病变引起,最常见为脑血管畸形。血管畸形可完全位于脑室内,也可以部分位于脑室旁,以侧脑室最为常见。出血可以局限在脑血管畸形部位,也可以充满脑室。若 CT 扫描不易鉴别,可行头颅 MR 检查。血管畸形在 MR 图像上容易显示,表现为血管流空、低信号或出血灶内信号不均质。血管畸形病灶小而出血量多时,血管畸形本身可能被掩盖。

脑室旁血管畸形引起的脑室内出血,血管畸形部位脑实质内常可见到少量出血。

(四)诊断与鉴别诊断

外伤性脑室内出血由于缺乏特征性临床表现,仅凭临床症状体征难以诊断,进一步结合头颅 CT 扫描和患者外伤史,则诊断较容易。

在鉴别诊断方面,应注意与外伤性继发性脑室内出血相鉴别。特别是那些先有脑室内出血,后因意识丧失而跌倒致伤头部的病例。如前所述,原发性脑室出血与脑的解剖有密切关系,多是由于侧脑室侧壁脉络丛组织和室管膜血管破裂出血流入脑室所致。脑室周围 1.5 cm 区是由脉络膜前后动脉末梢分支组成的离心血管和一组由脑表面向脑室周围深入向心性血管所供血,两组动脉都是终末动脉分支不吻合,这些部位容易缺血、软化、梗死并出血破入脑室。原发性脑室出血的患者多数为高血压脑动脉粥样硬化的老年患者。这些病例多有高血压病史,常常伴有跌伤,除了脑室出血外,其他的脑伤往往比较轻,甚至不伴其他脑伤。总之,通过详细询问病史,结合影像学改变几乎都能做出鉴别诊断。

(五)治疗

外伤性脑室内出血的治疗应采取个体化治疗方案,除了考虑脑室积血处理,还应考虑其伴随颅脑损伤的处理,原则是引流清除脑室内积血、积液,降低颅内压。

持续脑室外引流适用于各种脑室内出血患者,通过持续脑室外引流可以清除脑室内积血,减少或防止梗阻性脑积水的发生,降低颅内压。根据头颅 CT 显示的脑室积血情况采取单侧或双侧脑室外引流。置管成功后对积血较多、引流不畅的患者,可以从引流管内注入尿激酶,每次 2×10^4 U,夹管 2～3 小时后开放继续引流,每天 1 次,一般 3～4 天后脑室内积血多能清除。脑室引流期间应特别注意防止引流管脱落,注射尿激酶时应严格无菌操作防止继发感染。此外,应注意观察每天的引流量,引流管的高度应适当,过高引流不畅,过低易造成过度引流。拔管前应先夹闭引流管观察 24 小时,同时复查 CT 了解积血引流情况及脑室大小,依据具体病情决定是否拔管。

对于合并颅内血肿有明显占位效应或脑疝形成者应积极开颅手术清除血肿,术中尽量清除脑室内积血,术毕时行脑室引流,必要时也可从引流管内注入尿激酶。

对单纯脑室内积血、病情较轻、颅内压不高的病例也可采用多次腰穿或持续腰大池引流血性脑脊液,有助于缓解临床症状,减少脑积水的发生。

（六）预后

外伤性脑室内出血死亡率较高，文献报道高达 31.6%（18/45）和 35.4%～61.7%。国内两组病例报告分别为 40%（18/45）和 35.4%（17/48）。死亡原因与合并其他颅脑损伤、脑室内积血致脑脊液循环通路受限，脑室急剧膨胀，颅内压骤升及脑深部结构破坏有关。

六、创伤性颅后窝血肿

（一）流行病学

外伤性颅后窝血肿是一种特殊类型的颅内血肿，占颅内血肿的 2.6%～6.3%。因颅后窝容量较小，为脑脊液经第四脑室流入蛛网膜下腔的孔道所在，并有重要生命中枢延髓位于此，较易引起急性梗阻性脑积水及枕骨大孔疝，导致中枢性呼吸、循环衰竭，死亡率高达 15.6%～24.3%。随着 CT 的普及，大大提高了颅后窝血肿的早期检出率，使病死率明显降低。

（二）发生机制及病理生理

外伤性颅后窝血肿大多由于枕部直接暴力损伤所引起，暴力以减速伤多见，以枕部为着力点的跌倒伤和低高度坠落伤为主。按其发生的部位可分为硬膜外、硬膜下、小脑内及混合性血肿等，以硬膜外血肿占绝大多数，这与多数患者有枕骨骨折有关。不同于幕上外伤性血肿，单纯的外伤性颅后窝硬膜下血肿非常少见，这是因为颅后窝颅骨内表面较光滑且呈弧形，导致小脑挫裂伤和小脑血肿很少发生。血肿范围以单侧多见，双侧者少见。血肿往往位于骨折线处，有些可以超过中线累及双侧，少数可以向幕上发展形成骑跨横窦的血肿。出血主要来源：①静脉窦撕裂出血；②板障静脉出血；③硬脑膜血管出血；④小脑皮层表面血管或桥静脉出血；⑤小脑半球挫裂伤等。此外，枕部受力除易发生颅后窝血肿外，常并发额颞部对冲损伤，如脑挫裂伤伴硬膜下血肿、脑内血肿，文献报道约 20% 的患者伴有幕上血肿。因此在早期重视颅后窝血肿可能诱发枕大孔疝的同时还须正确估价幕上脑组织损伤的程度和颅内压的情况，以便及时、全面、正确、有效地抢救患者。由于颅后窝代偿空间狭小，一旦发生颅内空间失代偿，患者的临床病情恶化进展就相当迅速，而且往往是致命的。

（三）临床表现

外伤性颅后窝血肿的临床表现缺乏典型特征，一般以进行性颅内压增高为主要表现。除非患者伴有原发性脑干损伤或伴有严重的幕上脑挫裂伤并血肿，单纯的幕下颅内血肿患者在伤后多不表现为持续的意识障碍。外伤早期意识障碍常较轻,可有中间清醒期,这种意识状态可能与硬膜外血肿多见有关。伤后烦躁往往是颅压增高的早期表现,剧烈头痛及频繁呕吐往往是血肿形成的早期症状之一。若血肿扩大,可发生进行性意识障碍,血肿增大到一定程度则可突然出现枕大孔疝导致脑干受压功能衰竭,如呼吸骤停、去大脑强直、双侧锥体束征等,甚至死亡,不容忽视。呼吸节律改变、小脑体征、颈部抵抗虽被认为是颅后窝血肿的特征性表现,但近年临床上这种特征性改变已较少见,一旦出现则预示病情凶险。患者较轻的临床表现和潜在的致命性后果之间的不一致性是外伤性颅后窝血肿的重要临床特征之一。

(四)影像学检查

1.X 线片

头颅侧位及汤氏位 X 线片,可显示枕骨骨折和邻近骨缝分离。

2.CT

头颅 CT 扫描最为方便、迅速,诊断准确率高,易于随诊复查,不仅可精确地显示血肿部位、血肿量及血肿与横窦、乙状窦、脑干等重要结构的关系,而且能提示第四脑室、环池的形态及颅内是否并发其他病变,是确诊和制订治疗方案的关键。CT 扫描时应注意充分显示后颅层面,要求扫描基线不可过高,同时扫描层面与枕鳞部夹角不可偏小,否则可漏诊颅后窝血肿,这在对有枕部着力致伤机制的颅脑损伤进行检查时尤应重视。此外,为获得良好图像,对躁动者可给予地西泮等镇静药后行 CT 扫描。

(五)诊断

颅后窝血肿的治疗关键在于早期诊断,而其诊断在很大程度上依赖于头颅 CT 检查。X 线片可提示枕骨骨折,但没有骨折不能排除血肿的存在。文献报道头部外伤后存在枕部软组织肿胀和枕骨骨折是发生颅后窝血肿的重要线索,对这些患者即使没有明显的临床症状也建议进行头颅 CT 检查,是避免漏诊的关键。故要高度重视枕部外伤史,对凡有枕部着力的外伤史,有/无枕骨骨折而出现头痛、呕吐症状进行性加重者,即应考虑有颅后窝血肿的可能,应尽早做 CT 扫描,以便早期发现颅后窝血肿,同时明确幕上伴随病变。临床查体时格外注意检查有无枕部头皮挫伤、头皮裂伤和头皮血肿,对枕部或乳突可见局部损伤者应警惕颅后窝血肿的可能。此外,需强调颅脑创伤早期动态观察患者病情变化的重要性。对已明确存在颅后窝小血肿、小脑挫伤的患者,在强调创伤早期密切注意患者病情变化的同时,即使在观察中患者的症状、体征没有明显变化,也应重视常规 CT 检查随访,以避免颅后窝血肿增大而延迟诊治;对于伤后首次头颅 CT 扫描阴性并不能除外迟发性颅内血肿的发生,必要时行 CT 复查,警惕颅后窝迟发血肿的可能。若病情危重而又无特殊检查条件者,必要时可直接施行手术探查,而不应为了强调某种检查而延误诊治。此外,对枕部伤合并幕上损害,当清除幕上血肿后,脑压仍明显高者应再探查颅后窝,对此应引起重视。总之,凡有以下体征者均提示有颅后窝血肿的存在:①向后跌倒或枕部受打击的病史;②枕部有伤痕;③枕骨骨折;④颅内高压症状、小脑症状或小脑与脑干结合性损伤症状,特别当这些症状呈进行性发展趋势者。最后,应重视横窦沟微型硬膜外血肿的诊断,即血肿在 3 mL 左右的横窦沟处的小血肿,压迫横窦引发静脉回流受阻,致患侧脑组织弥漫性肿胀,颅内压升高,最终可发生颞叶沟回疝致使病情恶化,尤其当主侧横窦受累者。临床特征为伤后渐出现颅内压增高症状及体征,在 1 周左右达高峰,脱水治疗难以奏效,部分患者病情可急骤恶化,导致严重后果。

(六)治疗

外伤性颅后窝血肿的早期诊断与及时准确的治疗是降低死亡率,提高抢救成功率的关键。颅后窝容积较小,对占位性病变代偿差,脑内血肿又伴有挫伤水肿,血肿又邻近脑干,故外伤性颅后窝血肿一经确诊,应积极治疗,但是否手术应根据临床症状、体征和 CT 征象而决定。

1.保守治疗

若有下列表现可作为非手术治疗的参考指征:①出血量<10 mL;②GCS 评分>12 分;③CT 提示第四脑室形态、大小和位置良好,且无环池受压、梗阻性脑积水征象;④颅内高压症状如头痛、呕吐、颈阻等不明显;⑤动态观察生命体征平稳者。治疗包括以脱水降低颅压及颅内压监测为主,期间应强调密切临床观察及头部 CT 动态复查,一旦病情有加重趋势,应调整方案,积极手术。

2.手术治疗

若患者有下列表现应及时手术治疗:①出血量≥10 mL;②CT 提示第四脑室、环池明显受压和/或合并有阻塞性脑积水;③头痛、呕吐等颅内高压症状进行性加重,甚至出现意识状态突然变化;④开放性颅后窝损伤合并血肿;⑤保守治疗失败者;⑥横窦沟微型硬膜外血肿:部分横窦沟微小型硬膜外血肿经脱水降颅压等对症治疗,临床症状渐趋缓解,尤其是左侧非主侧横窦受压多能代偿,但保守治疗过程中,出现颅内高压症状进行性加重,应积极手术治疗,同时应警惕脱水治疗后由于颅内压暂时性下降,可因压力填塞止血作用减弱,致部分硬膜外血肿进一步扩大,甚至演变为较大的颅后窝硬膜外血肿。

3.手术策略

(1)幕上和幕下血肿共存时,根据其危害性决定手术先后顺序。

(2)就颅后窝硬膜外血肿而言,单纯的硬膜外血肿一般只需行血肿清除术,即使患者伴有梗阻性脑积水,术后也能很快缓解,而无须行脑室外引流术;但小脑挫伤伴小脑血肿患者同时伴有急性梗阻性脑积水,除了行小脑血肿清除、颅后窝减压术外还需要行侧脑室外引流术,待术后脑水肿消退后拔除外引流管。为预防小脑扁桃体上疝,脑脊液引流压力应保持在 Monro 孔水平线上 15～20 cmH₂O。

(3)对于硬膜下血肿,骨窗应暴露横窦下缘,以利于发现和控制小脑天幕面汇入横窦-窦汇的桥静脉,检查发现小脑组织挫裂伤,应仔细止血,若水肿明显,可用筋膜或人工硬脑膜行颅后窝扩容,必要时咬除枕大孔后缘和寰椎后弓。

(4)对于小脑内血肿,应清除血肿周围的挫裂伤组织,尽量保留小脑蚓部回流静脉,控制好操作界面避免损伤脑干,若小脑组织肿胀明显者,可切除部分小脑半球,并行寰枕减压术,咬除枕大孔后缘及寰椎后弓,充分解除对脑干的压迫。

(5)对术前呼吸骤停的患者时应快速气管插管,人工呼吸,快速静脉滴注 20%甘露醇,迅速行侧脑室外引流,进而紧急开颅清除颅后窝血肿,解除脑干压迫,仍可挽救部分脑干功能障碍的患者。

(6)对颅后窝血肿病情紧急者,在不能及时进行 CT 检查时,可在枕骨部位、枕骨骨折线上,实行正中及旁正中钻孔探查。若发现血肿,应作枕骨鳞部和寰椎椎弓部分切除,以保证充分的颅后窝减压。

(七)预后

外伤性颅后窝血肿病情恶化进展主要是压迫脑干,发生急性脑积水和枕大孔疝而导致死亡,因此及时、正确的手术清除血肿有利于解除脑干受压及缓解脑积水,这样不仅能终止病情的恶化,而且有利于改善脑神经功能。术前 GCS 评分是评价患者预后的最重要指标。Sripairojkul 等报道的 22 例颅后窝血肿 GCS 13～15 分恢复良好占 90%,而 GCS 低于 9 分的恢复良好占 30%;d'Avella 等报道 24 例急性外伤性颅后窝硬膜下血肿,其中 GCS 评分≥8 分 12 例,GCS 评分 <8 分 12 例,前者 75%预后良好,后者 91.6%预后不佳。同时,血肿部位与手术预后也有密切关系。文献报道硬膜下血肿及小脑挫裂伤伴小脑血肿患者的预后较差,与常伴有小脑、脑干损伤有关。此外,受伤后距离手术时间的长短对患者

的预后亦有较大的影响。因此,早期诊断、早期手术至为关键。对于颅后窝血肿,尤其是单纯硬膜外血肿,一旦诊断明确,又具备手术指征,必须争分夺秒,有效地清除血肿或挫伤灶,充分颅后窝减压,这也是抢救的关键。对凡有枕部外伤后头痛,呕吐或发现枕骨骨折者,应及时进行头颅 CT 检查,一旦确诊又具备手术指征者,尽快手术清除血肿和减压。只要诊断及时、治疗方案选择得当,绝大多数外伤性颅后窝血肿预后是较好的。最后,外伤性颅后窝血肿预后除了取决于颅后窝创伤本身外,患者伴有的幕上创伤性病变也是影响预后的关键。即使合并幕上血肿,只要治疗及时,也能收到满意效果。只有合并广泛而严重的脑挫裂伤或严重原发性脑干伤者预后不良。

七、外伤性迟发性颅内血肿

1977 年 Frech 和 Oubin 根据 CT 扫描,最早论及外伤性迟发性颅内血肿(DTICH)的概念。DTICH 实际上是一个影像学上的概念,是一个颅内从无血肿到有血肿的病理过程。它指头外伤之后,首次 CT 扫描"颅内未见异常",病情加重时迅速行 CT 复查,在颅内发现了血肿;也指首次 CT 扫描仅仅表现为蛛网膜下腔出血,或者脑组织灰白质交界不清,或者局部的占位效应,或者为脑挫裂伤,颅骨骨折,或者薄层血肿,颅内出血,而经反复的 CT 扫描复查发现了颅内血肿;还可指手术清除了首次 CT 扫描所发现的血肿,术后 CT 复查在原无血肿的部位新发现了血肿;而首次 CT 扫描"颅脑未见异常",死后尸检时在原无血肿的部位发现了颅内血肿也可称作迟发性血肿。当迟发性血肿清除之后,而经常规的 CT 扫描复查在原无血肿的部位发现了新的颅内血肿,可称为多发性迟发性颅内血肿。DTICH 的发病率国内外报道不一,临床统计表明其发生率占全部颅脑损伤患者的 4%~15%,甚至高达 30%。迟发性颅内血肿可发生于中枢任何部位:硬膜外、硬膜下、脑内、脑室内。可为单发血肿,也可为多发性血肿,但以迟发性脑内血肿和迟发性硬膜外血肿多见,而硬膜下血肿较少见。此病可见于任何年龄,起病方式可为急性、亚急性或慢性,但仍以外伤后急性期多见。患者受伤机制为减速伤,年龄在 50 岁以上,外伤后首次头颅 CT 检查有脑挫伤、蛛网膜下腔出血、颅骨骨折等原发性颅脑损伤,是发生外伤性迟发性颅内血肿的高危因素。

(一)病理与病理生理

外伤性迟发性颅内血肿的发病机制目前尚不明确。多数学者认为脑挫裂伤是外伤后迟发性颅内血肿的重要基础。脑挫裂伤区血管舒缩功能障碍,导致血管坏死、破裂出血形成血肿,而低血压、低氧血症及全身凝血功能障碍、手术减压或过度使用脱水剂等治疗之后均可促使脑挫裂伤灶出血,从而形成迟发性血肿。具体而言,其发生机制有以下几个方面。

1.保护性机制学说

颅脑损伤后,由于脑水肿、脑肿胀及颅内血肿等引起颅内压增高或其他填塞效应的保护机制存在,对撕裂的血管起压迫止血作用,未形成或仅形成少量血肿,当使用强力脱水、手术清除血肿、去骨瓣减压后,颅内压迅速降低,消除了脑保护机制对出血源的填塞作用,原已破裂的血管和板障迅速出血,丧失自主调节功能的小血管也可因血管内外压力差增高破裂出血,从而形成迟发性血肿,非手术区脑组织压力及已损伤血管的血管外压力也降低,引起远隔手术区及手术区对侧硬脑膜与颅骨分离,从而牵拉和扯断硬脑膜血管、硬脑膜静脉窦,更易出血形成迟发性血肿。

2.血管舒缩机制障碍

脑挫裂伤可直接损伤血管壁,造成局部脑组织代谢紊乱,释放血管活性物质,导致血管舒缩功能障碍,颅内压增高亦可使脑血管调节功能下降,引起局部脑组织缺血缺氧,血管壁软化破裂,同时形成高碳酸血症,毛细血管和小静脉扩张、充血、血流停滞,促进血细胞外渗,形成血肿。而治疗后脑血管内外压力差突然增大可能是术后脑出血的重要诱发因素。脑外伤致血管舒缩功能障碍,使脑血管渗透性增加,血管壁坏死、破裂和出血,最后融合成血肿。

3.凝血机制障碍

颅脑损伤后,受损的脑组织释放大量组织因子(凝血活酶)进入血液循环,激活Ⅶ因子从而触发外源性凝血途径。颅脑损伤患者在合并缺氧、酸中毒、细菌感染或休克时,由于血管内皮细胞受损,又可触发内源性凝血途径和血小板聚集。这种血液高凝状态,在重型颅脑损伤患者伤后6小时内即可发生。纤溶酶原与纤维蛋白结合后,提高了对纤溶酶原激活物的敏感性,或因组织纤溶酶原被激活,引起纤溶亢进。D-二聚体是凝血酶及因子Ⅷ作用下的交联纤维蛋白经纤溶酶降解作用后的终末产物,血浆中 D-二聚体含量增高表明体内有血栓形成及溶解发生,并出现在继发性纤溶中。全身性凝血机制障碍或脑损伤区释放组织凝血激酶引起局灶性凝血异常,从而导致外伤性迟发性颅内血肿。

(二)临床表现

外伤性迟发性颅内血肿多发生于颅脑损伤后 3 天以内,以 24 小时为发病高峰。根据其发病特点可分为以下几类。

1.中老年外伤性迟发性颅内血肿

中老年人由于生理性脑萎缩,颅与脑间隙增大,脑血管硬化脆性增强,外伤后容易引起脑挫伤,导致迟发性颅内血肿。

(1)多为减速伤。

(2)由于脑萎缩,临床症状较轻,而复查 CT 时发现的迟发性颅内血肿已较大。

(3)老年人的神经反应差,当出现迟发性颅内血肿时已到了晚期。

(4)外伤性迟发性颅内血肿以中、老年人多见。

(5)中、老年患者常有高血压病史,伤后全身系统血压升高,外伤灶内血管进一步扩张、破裂出血而形成迟发性血肿。

(6)老年人多有动脉硬化、血管壁脆性大,经猛烈撞击后较年轻人更容易出血而形成血肿。

2.小儿迟发性颅内血肿

有如下临床特点:①受伤史有的不清楚,有的甚至在首次 CT 扫描正常之后仍然隐瞒病史;②临床上表现为烦躁不安、拒食、哭闹;③头痛、恶心、呕吐,以喷射状呕吐为主,多为晨吐;④重时嗜睡,甚至昏迷;⑤贫血貌,年龄越小越明显,面色苍白或是土灰色;⑥前囟张力高,搏动下明显;⑦有的逐渐地出现单瘫或者偏瘫、失语等症状;⑧实验室检查见红细胞及血红蛋白较低。

3.术中迟发性颅内血肿

颅脑损伤之后比较重,首次 CT 扫描或者复查 CT 扫描发现了需要急诊手术的巨大血肿,血肿清除之后术中发现:①术中急性脑膨出者;②术前双瞳等大,术中对侧瞳孔散大者;③手术同侧肢体活动差或者不活动者;④血肿清除之后,脑压迅速增高者(除麻醉浅之外);⑤血肿清除之后延髓受压的症状未缓解者;⑥术中因脑肿胀而探查原无血肿的部位发现了血肿;⑦术中脑膨出,探查其他部位未发现血肿,可缝合伤口之后带气管插管急行 CT 扫描,以排除术中的迟发性血肿;⑧术前双瞳散大,清除血肿之后双瞳不见回缩者,特别是血肿对侧的瞳孔。

4.术后迟发性血肿

一般来说,伤后手术的时间越早,发生迟发性血肿的可能性越大,不论是血肿清除术还是内外减压术。在临床上主要表现:①术后意识障碍进行性加重,GCS 逐渐地降低者;②术后回缩的瞳孔又散大者;③逐渐地出现新的脑受压的症状者,如偏瘫、失语等;④术后发生癫痫者,特别是局限性癫痫或者癫痫持续状态;⑤骨窗的张力逐渐增高者;⑥颅内压监护:颅压超过 3.3 kPa(25 mmHg)者;

⑦逐渐地又出现延髓受压的症状：血压高、呼吸慢、脉搏慢者；⑧术前神志清醒，术后出现精神症状或者意识障碍不能以脑挫裂伤及全身疾病所解释者；⑨术后经降颅压，止血等对症治疗之后，病情仍未见好转者；⑩术后麻醉未醒者。

5.颅后窝迟发性血肿

临床上比较少见，多为硬膜外血肿。临床症状隐匿，一旦发生迟发性血肿，病情进展迅速，失去了抢救机会。早期主要表现：①有枕部头皮下血肿或者颅骨骨折；②颅内压增高的症状较明显，头痛、恶心、呕吐、视盘水肿；③伤后逐渐地出现小脑的症状；④枕部着力，可见皮下淤血、瘀斑；⑤颈项强直或强迫头位，克氏征阴性或阳性；⑥骨折线横跨横窦者；⑦首次 CT 扫描颅后窝有出血者。

(三)辅助检查

连续性 CT 扫描是诊断外伤性迟发性颅内血肿最重要的方法之一，它可早期发现以前没有发现的迟发性血肿。严密的临床观察是 CT 复查的前奏，反复地 CT 复查确定诊断的最终目标。

对首次 CT 检查发现以下征象者应视为外伤性迟发性颅内血肿的高危因素。

(1)脑挫裂伤可能是迟发性血肿发生的基础。多数迟发性脑内及硬膜下血肿在此基础上形成，以减速性损伤多见。减速性损伤不但可致冲击点局部挫伤，而且由于对冲部位的脑皮质与粗糙的前、中颅底及蝶骨嵴冲撞造成脑组织挫伤出血，故部位多为受伤部位及额底和颞极等对冲部位。脑挫裂伤伴点片状出血，同时引起局部脑血管调节机制障碍，毛细血管、小静脉扩张充血，血流停滞，血细胞外渗，形成点状出血，最后融合形成血肿。文献报道 48%～80%的外伤性迟发性颅内血肿发生于脑挫裂伤出。

(2)蛛网膜下腔出血是脑挫裂伤的重要间接征象，只有当血肿局部血红蛋白＞70 g/L 时，CT 检查才能发现脑组织密度的差异从而诊断脑挫裂伤。首次 CT 检查过早，局部组织虽有出血，但血红蛋白浓度尚未达到 70 g/L，CT 不能发现，只能发现蛛网膜下腔出血这一间接征象。复查 CT 可发现脑挫裂伤灶，并在此基础上出现迟发性脑内血肿。因此检查如发现脑沟变浅、灰白质界限模糊等早期表现时不可忽视。尤其是在外侧裂、前纵裂及脚间池积血者，更应注意。同时蛛网膜下腔出血尤其侧裂及脑沟的积血，可引起脑血管的痉挛导致血管壁各层组织缺血、坏死，也可导致外伤性迟发性颅内血肿。

(3)颅骨线样骨折是迟发性颅内血肿最多见的早期 CT 征象，尤其当骨折线跨脑膜中动脉或静脉窦时，常发生硬膜外血肿。骨折容易造成脑膜中动脉或其分支静脉窦的破裂出血及板障出血。早期因压力填塞等原因出血缓慢,为颅腔的适应提供了时间,因此症状隐蔽,不易发现。脱水治疗后颅压降低,硬膜外血肿会在短时间内出现,造成硬脑膜从内板剥离,使出血不易止。且发病突然,出血量大,极易发生小脑幕切迹疝。

(4)首次 CT 检查阴性的患者亦要警惕迟发性颅内血肿的发生。

(四)诊断

目前认为颅脑损伤后及时复查 CT 是诊断迟发性颅内血肿的有效办法。临床上对于轻微颅脑损伤症状、体征不严重者应严密观察病情(不能依赖首次 CT 检查结果),一旦出现头痛、呕吐加剧,意识障碍进行性加深,出现新的神经定位体征,或术后病情好转后又加重,或原无脑肿胀,术中发生急性脑组织膨出等,均应立即复查 CT,尤其是中、老年患者,由于脑萎缩的存在,更易形成迟发性颅内血肿。一般认为 CT 复查的最佳时间为伤后 24 小时,虽然 24 小时内及 24 小时后发现血肿较少,但不也可忽视,应高度重视,因仍有迟发性颅内血肿发生的可能。

(五)治疗

外伤性迟发性血肿的治疗,原则上应积极手术治疗,特别是病情进行性加重,经对症治疗未见好转的病例。

1.手术治疗

(1)适应证:①意识进行性加重者;②一侧或者双侧瞳孔散大者;③幕下血肿超过 10 mL 并伴有梗阻性脑积水者;④有癫痫发作者,特别是局限性癫痫;⑤幕上血肿量超过 30 mL 者,特别是硬膜外血肿和颞叶血肿;⑥有血肿所致的神经系统症状和体征者;⑦昏迷的患者,CT 复查发现了迟发性颅内血肿;⑧迟发性颅内血肿合并脑挫裂伤或者复合血肿量加起来超过 30 mL 者;⑨有明显的颅内压增高症状和体征如头痛、恶心、呕吐、视盘水肿,经对症治疗不见好转者;⑩颅内压监护超过 3.3 kPa(25 mmHg),并呈进行性升高者;⑪脑室、环池明显受压,显示不清楚者;⑫中线结构移位超过 1 cm 者;⑬幕上血肿最大直径>4 cm 者。

(2)手术方法:①骨瓣开颅血肿清除术,适用于各种类型的绝大多数的迟发性颅内血肿,特别是需要内外减压术的患者。②钻孔冲洗引流术,适用于神志清楚的中老年的急性、亚急性硬膜下血肿。③血肿穿刺引流术,适用于无脑疝的症状和体征、年龄较大、因各种原因不能耐受全麻手术的急性、亚急性、慢性硬膜下血肿。多次穿刺,每 3~5 天 1 次,直至血肿量减少,病情逐渐好转,中线结构复位,脑压下降时为止。剩余的血肿保守治疗,动态观察,复查 CT 见血肿完全消失为痊愈。④血肿穿刺、尿激酶溶解引流术,因患者高龄,不适合全麻手术,无脑疝症状及体征,血肿位于硬膜外或者硬膜下,锥颅血肿穿刺不易抽出较多的血肿,可注入小于穿刺血肿量的尿激酶液,夹闭引流管 4~6 小时后放开引流管,行持续性外引流术,根据患者的情况,使用适当量的甘露醇,常规 CT 复查动态观察血肿的变化。夹管后病情加重时可提前开放引流管。

不论哪种手术方式,术后都要在 24 小时内行 CT 复查,以观察血肿量及脑复位的程度,以便确定下一步的最佳处理方案。术后仍然要严密观察神志的变化,若意识明显好转,可延期行 CT 复查,但离院前一定要复查 CT。

非手术治疗:因伤后常规的反复地 CT 扫描动态观察,发现了不少的迟发性血肿,这些患者在临床上少数症状轻,一般情况好,GCS 13~15 分,不一定需要手术治疗,但要严密观察。

2.非手术治疗

非手术治疗的指征:①幕上单个血肿量少于 30 mL;②神志清楚或者意识障碍不明显,GCS≥13 分者;③没有颅内压增高的症状及体征者;④环池无明显受压或正常者;⑤持续的颅内压监护≤3.3 kPa(25 mmHg)者;⑥无脑受压的症状及体征,如:偏瘫、失语、偏盲等;⑦经脱水、止血等治疗后病情逐渐地好转者;⑧幕下血肿不超过 10 mL,无梗阻性脑积水者;⑨硬膜外血肿的最大厚度低于 4 cm 者;⑩中线结构的移位低于 0.5 cm 者;⑪血肿位于颞叶以外的硬膜下及脑内者。

(六)预后与展望

外伤性迟发性颅内血肿因病情变化急剧,病死率高,诊治较困难易被忽视。早期文献报道预后极差,病死率为 42%~71%。因此,只有做到早期诊断、早期治疗,才能降低死亡率。

第四节　外伤性脑水肿

一、概述

外伤性脑水肿是脑组织承受暴力打击后引起的一种病理生理反应,其病理改变主要表现为过多的水分积聚在脑细胞内或细胞外间隙,引起脑体积增大和重量增加。临床上,不论是局限性还是广泛性脑损伤均可引起不同程度的脑水肿。外伤性脑水肿的主要危害是引起和加重高颅内压,甚至引起脑移位和脑疝,是致死或致残的主要原因之一。近年来,颅脑损伤研究取得了许多重要突破,对于外伤性脑水肿的发生机制有了较为深入的认识,也提出了一些防治的新观点、新方法,但关于外伤性脑水肿的发生机制和临床救治仍有很多问题尚待解决。

1967年,Klatzo首先将脑水肿分为血管源性即细胞外水肿和细胞毒性即细胞内水肿两大类。后续研究发现,在外伤性脑水肿病理过程中往往是两类水肿并存,只是在不同病理阶段上,血管源性脑水肿和细胞毒性脑水肿的表现程度不同而已。现已发现,颅脑损伤亚急性期,可合并低渗性脑水肿;而在慢性期,可发生脑积水合并间质性脑水肿。故近年来,多数学者主张在血管源性脑水肿和细胞毒性脑水肿的基础上,增加渗透压性和间质性脑水肿。

(一)血管源性脑水肿

血管源性脑水肿主要因血-脑屏障受损,毛细血管通透性增加,水分渗出增多,积存于血管周围及细胞间隙所致。此外,由于部分蛋白质也渗透到细胞外液中,使细胞外液渗透压升高,脑水肿继续发展。脑损伤所致的脑水肿早期主要为血管源性脑水肿。

(二)细胞毒性脑水肿

细胞毒性脑水肿是不同致病因素使脑细胞内外环境改变,细胞膜系统功能障碍,Na^+-K^+-ATP酶、Ca^{2+}-Mg^{2+}-ATP酶活性减低,细胞内外钠、钾、钙、镁离子交换障碍所致。钠离子由胞外向胞内转移,钾离子由胞内向胞外转移,形成了胞内高钠、细胞间隙高钾的反常现象。此外,细胞钙离子通道也受到影响,发生钙超载,这些因素均可导致细胞内水肿,出现神经细胞肿胀,髓鞘内液体积聚。此类水肿时,血-脑屏障可不受影响,血管周围间隙及细胞外间隙无明显扩大。

(三)渗透压性脑水肿

渗透压性脑水肿是由于细胞内、外液及血液中电解质与渗透压改变引起的细胞内水肿。正常情况下,细胞内、外电解质和渗透压保持平衡和稳定状态,受下丘脑与垂体调节和制约。腺垂体分泌促肾上腺皮质激素,促进醛固酮分泌,血浆渗透压增高,胞内水分外流。神经垂体释放抗利尿激素(ADH),致水潴留、血容量增加、血液稀释、血浆渗透压降低,水分由胞外流入胞内。脑损伤后,下丘脑-垂体轴功能受影响,ACTH分泌减少,ADH释放增多,血浆渗透压降低,引起渗透压性脑水肿。

(四)脑积水性脑水肿

脑积水性脑水肿又称间质性脑水肿,常见于梗阻性脑积水。不同病因引起梗阻性脑积水,致使脑室内压力显著高于脑组织内压力,产生脑室-脑组织压力梯度,脑室内液体可透过室管膜渗透至脑室周围组织中,形成间质性脑水肿。

二、病理与病理生理

(一)病理

1.肉眼观察

大体标本与手术中可见硬脑膜紧张度增加,脑部张力增高,脑表面静脉淤血,脑组织膨隆呈黄白色,脑回增宽变平,脑沟变浅。以细胞外水肿为主者,脑组织较软且湿润;细胞内水肿为主者,脑组织较实密。

2.光镜检查

血管和细胞周围间隙扩大,有时在血管周围间隙可见絮状物,为水肿液中蛋白物质凝固、染色所致。也可见星形或少突胶质细胞肿胀、变形。神经细胞水肿表现为胞体肿胀,核固缩,胞间边界不清,有时可见格子细胞和神经轴索解离、退变、弯曲、呈念珠状,最后破碎。

3.电镜检查

毛细血管周围间隙明显扩大,星形胶质细胞突起肿胀,内质网肿大,线粒体改变,胞核、胞膜破坏,髓鞘排列紊乱。

(二)病理生理

外伤性脑水肿的病理生理机制复杂,至今仍未完全阐明,存在多种学说。

1.血-脑屏障学说

血-脑屏障结构与功能损害是血管源性脑水肿的病理基础,主要特点是毛细血管内皮细胞微绒毛形成、胞饮小泡增多、紧密连接开放,通透性增加,血中大分子物质及水分从血管内进入脑组织,积聚于胞外间隙,形成血管源性脑水肿。既往认为脑损伤后血-脑屏障破坏在伤后 6 小时出现,伤后 24 小时明显。1990 年,徐如祥等发现伤后 30 分钟就已有血-脑屏障通透性改变,伤后 6 小时达高峰。

2.钙通道学说

钙对于神经细胞损害和凋亡起决定性作用。脑损伤后钙超载的原因:①缺血缺氧致神经细胞能量供应障碍,Ca^{2+}-Mg^{2+}-ATP 酶的排钙功能受损;②内质网、线粒体的储钙作用减弱;③细胞膜结构受损,Ca^{2+} 通道开放,细胞外 Ca^{2+} 进入细胞内。神经细胞内钙超载产生下列危害:激活细胞内中性蛋白酶及磷脂酶,促进细胞蛋白质及脂质分解代谢增加,破坏细胞膜完整性,胞外钠、氯及水进入细胞内致细胞内水肿。Ca^{2+} 沉积于线粒体内,无氧代谢增强,大量氢离子释放,细胞内 pH 降低,造成细胞内酸中毒,Na^+-H^- 交换使 Na^+ 进入细胞内增多,发生细胞内水肿。Ca^{2+} 进入微血管壁,通过钙调蛋白或直接作用于微血管内皮细胞,使紧密连接开放,血-脑屏障通透性增加,导致血管源性脑水肿。血管平滑肌细胞内 Ca^{2+} 浓度升高,肌细胞收缩致血管痉挛,加重脑缺血缺氧,破坏血-脑屏障,诱导血管源性脑水肿。

3.自由基学说

氧自由基是指一类具有高度化学反应活性的含氧基团,主要有超氧阴离子(O_2^-),羟自由基(OH^-)和过氧化氢(H_2O_2)。氧自由基主要产生于神经细胞和脑微血管内皮细胞。脑损伤后上述部位氧自由基产生增多的原因:①缺血缺氧使线粒体呼吸链电子传递中断,发生单价泄露现象,氧分子被还原为 O_2^-;②细胞内能量合成减少,分解增多,大量 ATP 降解为次黄嘌呤,后者在被还原为尿酸过程中生成大量 O_2^-;③细胞内 Ca^{2+} 超载激活磷脂酶 A_2,花生四烯酸产生增加,后者在代谢过程中产生 O_2^-;④单胺类神经递质,肾上腺素、去甲肾上腺素和5-羟色胺大量释放,自身氧化生成 O_2^-、OH^- 和 H_2O_2;⑤脑挫裂伤及蛛网膜下腔出血,大量氧合血红蛋白自身氧化成氧自由基。

氧自由基对生物膜的损害广泛和严重。神经细胞和脑微血管内皮细胞既是自由基的产生部位,又是受自由基损害最为严重的部位,细胞膜遭受氧自由基攻击后,产生下列病理损害:①Na^+-K^+-ATP 酶、Ca^{2+}-Mg^{2+}-ATP 酶、腺苷酸环化酶、细胞色素氧化酶等重要的脂质依赖酶失活,膜流动性和通透性增加,细胞内 Na^+、Ca^{2+} 增多;线粒体膜破坏,细胞能量合成障碍;溶酶体膜破裂,溶酶体内大量水解酶释放,导致细胞内环境紊乱,细胞肿胀发生细胞毒性脑水肿。②氧自由基破坏脑微血管内皮细胞的透明质酸、胶原和基底膜,使血-脑屏障通透性增加,血浆成分漏出至细胞外间隙,导致血管源性脑水肿。③氧自由基攻击脑血管平滑肌及其周围的结缔组织,导致血管平滑肌松弛,血管扩张,微循环障碍加重,加剧脑水肿。

4.脑微循环学说

脑微循环障碍包括血管反应性降低、血管自动调节紊乱和血流动力学改变。脑血管反应性降低是指对 CO_2 的收缩反应能力低下,当血中 CO_2 降低时管壁并不收缩。研究证实严重脑损伤后数小时内脑血流量下降,随后脑血流量增加,24 小时达高峰。脑血管扩张可能是脑组织缺血、缺氧和血管活性物质堆积的继发性反应,由于毛细血管后括约肌、微静脉等阻力血管麻痹扩张,而细静脉、小静脉因耐受缺氧的能力较强,对 CO_2 和乳酸反应性低,仍处于收缩状态,损伤组织呈过度灌注,加剧血-脑屏障损伤,血浆成分漏出增多,发生和加剧血管源性脑水肿,严重者发展为弥漫性脑肿胀。

5.能量匮乏学说

细胞能量代谢障碍与细胞毒性脑水肿和血管源性脑水肿的发生和加剧密切相关。脑损伤后脑组织呈不完全性缺血缺氧,葡萄糖进行无氧酵解,ATP 产生不足,乳酸产生增多,细胞内 pH 下降,Na^+-H^+ 交换,使 Na^+ 进入细胞内。同时细胞膜 Na^+-K^+-ATP 酶活性受抑制,排 Na^+ 作用减弱,Na^+ 大量储存于细胞内,大量水分被动内流,发生细胞内水肿。在不完全性缺血的同时,毛细血管内血流处于淤积状态,水分从血管内向外移动,脑组织含水量增加,致血管源性脑水肿。临床上采用能量合剂、亚低温和高压氧等治疗脑损伤均能使脑水肿减轻,也证实能量代谢障碍是导致并加重创伤性脑水肿的重要因素。

6.兴奋性氨基酸学说

研究表明,大鼠弥漫性脑损伤后脑组织谷氨酸(Glu)含量迅速升高且与脑损伤程度呈正相关。Glu 是中枢神经系统含量最丰富的兴奋性氨基酸,在生理及病理状态下发挥不同的作用。生理状态下,Glu 释放对维持神经细胞间的突触传递、调节神经功能具有重要作用;病理状态下,Glu 过度释放或重吸收障碍致 Glu 堆积或 Glu 受体敏感性上调,通过多种途径产生神经毒性作用;离子型谷氨酸受体(iGluR)活化导致 Ca^{2+} 内流,神经元细胞内钙超载;代谢性谷氨酸受体(mGluR)则通过第二信使系统如 PI、DAG、cAM 等改变,引起细胞内 Ca^{2+} 释放与钙超载,造成神经损害。

三、临床表现

外伤性脑水肿是颅脑外伤后常见的继发性病理过程,往往会引起或加剧颅内压增高,其临床表现往往与原发伤所致的症状重叠,并使其加重。

局限性脑水肿多发生在局部脑挫裂伤伤灶或脑瘤等占位病变及血管病的周围。较轻微的脑水肿,一般不致增加脑损害症状;较重的脑水肿,可以使原有症状恶化。常见症状为癫痫与瘫痪症状加重,或因水肿范围扩大,波及语言运动中枢引起运动性失语。脑损伤后,如症状逐渐恶化,应多考虑脑水肿所致。如症状急剧恶化,应考虑继发颅内血肿。脑水肿可使原有症状加重,经治疗数天后,脑水肿消退,症状又逐渐减轻。

弥漫性脑水肿可因局限性脑水肿未能控制,继续扩展为全脑性,或一开始即为弥漫性脑水肿,例如弥漫性轴索损伤,主要表现为以下两点。

(一)颅内压增高症状

脑水肿使脑体积增大,增加颅内容物的总体积,引起颅内压增高或加剧颅内压增高症状。表现为头痛、呕吐加重,躁动不安,嗜睡甚至昏迷。眼底检查有视盘水肿。早期出现生命体征变化,脉搏与呼吸减慢,血压升高,如脑水肿与颅内压升高继续恶化则会导致脑疝发生。

(二)其他症状

脑水肿影响到额叶、颞叶、丘脑前部,可以引起精神障碍,严重者神志不清、昏迷;累及下丘脑,可引起相应的下丘脑损害症状;累及顶叶,引起肢体运动、感觉障碍等。

四、辅助检查

(一)CT

CT 显示外伤性脑水肿均出现在血肿周围。开始表现为较薄的一层,以血肿近脑室侧较为明显,与血肿或挫伤的形状较一致,呈不规则形或者圆形。随后,近脑室侧的水肿加重明显,向脑室方向发展;近皮层处水肿加重不明显,沿皮层向两侧发展,逐渐形成三角形,顶点指向脑室,底边为水肿的皮层,类似圆锥形。近皮层处的水肿比近脑室处轻,如血肿或挫伤不在皮层表面,皮层可无水肿。脑水肿高峰过后,水肿面积逐渐减少,近皮层的水肿吸收得较近脑室侧的快,但仍保持三角形的特点。

(二)MRI

脑水肿时细胞内和/或细胞外水分增加,致使脑组织纵向弛豫和横向弛豫时间均不同程度延长。所以 T_2WI 呈高信号,T_1WI 呈低信号,以前者表现更加明显,如有出血则可随时间推移而表现出不同的混杂信号。

五、诊断与鉴别诊断

脑水肿的诊断可以从几方面得到提示。

(一)临床表现与发病过程

脑水肿多是继发于原发疾病,如在短时间内,临床症状显著加重,应考虑存在局限性脑水肿,如果患者迅速出现严重的颅内压增高症状、昏迷,多为广泛性或全脑水肿。应用脱水治疗,如出现利尿效果,且病情亦随之改善,也表明存在脑水肿。

颅脑损伤时,分析临床表现特点有助于诊断脑挫裂伤、脑水肿与颅内血肿,脑挫裂伤、脑水肿患者,伤后病情发展与加重的过程,多是渐进性的,脉搏多数偏快、血压稍高或有波动。而颅内血肿,在伤后多有中间清醒或好转期,然后意识障碍又急剧加重。生命体征在脑受压时表现为两慢一高,即呼吸慢、脉搏慢、血压高。

(二)CT 或 MRI 检查

同辅助检查。

(三)颅内压监护

颅内压监护可以显示和记录颅内压的动态变化,如颅内压升高,从颅内压曲线结合临床过程分析,可以提示脑水肿的病情进展。

六、治疗

脑水肿治疗主要是病因治疗。可通过外科手术切除颅内病灶、减压术及各种分流术解除病因。药物治疗包括脱水剂和激素等,随着脑水肿研究机制的深入,也出现了一些新的治疗方式,但有待进一步临床验证。

(一)手术治疗

1.解除病因

解除病因包括清除脑挫裂伤和坏死脑组织,清除颅内血肿,摘除凹陷性骨折片等。病因去除有利于脑水肿消退。

2.去骨瓣减压

对于颅脑外伤引起的广泛性脑水肿,去骨瓣减压是有效治疗方式之一。

3.脑脊液引流

根据 Starling 假设,利用水肿区脑组织压力高于相对正常脑组织压力,使水肿液向压力低的区域移动最后流入脑室,可减轻脑水肿。行脑室持续引流,不仅可以引流脑室的脑脊液,而且有消除水肿作用。对于间质性脑水肿和严重脑外伤患者有一定效果。但同时需要注意,脑水肿患者脑室小,不易穿刺置管,故临床治疗中此法应慎用。

(二)非手术治疗

1.保持水、电解质平衡

液体摄入过多,特别是体内渗透压较低,如低钠血症时,会导致体液过多积聚于组织间隙加重水肿。入水量应稍少于失水量,一般控制在 1 500～2 000 mL/d,使脑组织保持轻度脱水状态。补液以糖为主,根据尿钠高低补盐。尿钠低于 20 mmol/24 h,提示机体已处于钠负平衡,可适量补盐。

2.脱水剂的应用

目前常用的脱水剂有以下 4 种。

(1)呋塞米:属非渗透性利尿剂,借细胞膜离子传递作用于肾脏,也能抑制脉络丛分泌脑脊液。常用剂量为 10～20 mg/6～12 h。呋塞米脱水效果一般,易于反弹,由于大量水分和电解质排出,应注意水电解质平衡。

(2)20%甘露醇:应用最普遍,属于大分子高渗溶液,不能透过正常的血-脑屏障,在机体内不被破坏,随尿排出时借渗透压作用而产生利尿作用。但甘露醇只有在血-脑屏障正常时起作用,对血-脑屏障受破坏的脑水肿区不起作用,甚至甘露醇分子可经开放的血-脑屏障聚集于脑组织细胞外液,形成局部高渗环境,加重脑水肿。脑组织对持续高渗透压可产生适应性,长期应用甘露醇脱水效果变差。甘露醇使用剂量每公斤体重 1～3 g,每 4～6 小时快速滴注 1 次,根据病情和颅内压监测调整。该药对肾功能有轻度损害,肾功能不全和休克患者慎用。

(3)血浆清蛋白:高渗透胶体溶剂,其降压效果差,可协同甘露醇作用。

(4)高渗盐水:以 7.5%NaCl 溶液为代表,其应用理论依据为,在大多数非中枢部位,内皮细胞的平均连接距离为 65A,在这种连接状态下,蛋白质不能通过,而钠则可以通过。但在脑组织内,内皮细胞连接距离为 7A,所有递质包括钠均不能通过。在脑组织内,决定水交换的因素是晶体压而不是胶体压。大量研究表明高渗盐水通过其渗透性作用,调节血流动力学、血管活性、神经递质及免疫特性等方式,有效提高氧分压、增加脑血流量、降低脑血管阻力使颅内压降低,其推荐用量为 4～6 mL/kg 体重。但是,在临床抢救工作中,绝对不能单纯依靠高渗液体。必须明确,高渗 NaCl 溶液的少量应用,只是抢救工作的一个补充,而不能代替任何一个已被实验证明是有效的复苏技术。

3.糖皮质激素

主要起保护细胞膜,稳定细胞膜钙离子通道,促使钙离子外流,对抗自由基,改善脑细胞代谢功能,减少毛细血管通透性,促使血-脑屏障正常化,从而加速脑水肿消除。有研究结果显示,脑外伤后使用激素不能降低脑水肿的发病率和死亡率,糖皮质激素对细胞性水肿疗效不肯定,需谨慎使用。

常用的糖皮质激素为地塞米松,每天分数次投药,起始用 10 mg,然后用 4 mg,每天 4 次。如在 48 小时内起效,则应维持此剂量至神经系统症状缓解后再减量。激素治疗最常见并发症是消化道出血,同时用酸抑制剂并尽量缩短激素用药时间可降低并发症发生率。

4.钙通道阻滞剂

目前不少人认为钙离子阻断剂是治疗外伤性脑水肿的有效药物,钙通道阻断剂尼莫地平等可以阻止钙离子通过血-脑屏障进入细胞内,有效防治细胞毒性和血管源性脑水肿。其他钙离子阻断剂,如 N-甲基-D-天冬氨酸受体拮抗剂如苄哌酚醇等也可以减轻脑损伤后脑水肿,对神经细胞有保护作用。

5.高压氧治疗

高压氧能够增强有氧代谢,降低血浆内皮素水平,减少氧自由基的产生,抑制脂质过氧化反应,减轻脑水肿;高压氧还可增强吞噬细胞吞噬和消化坏死组织细胞的能力,加速病灶清除和血肿吸收;加速组织修复,促进胶原纤维产生,加速侧支循环形成,可减少脑损伤的后遗症,降低致死率。

6.亚低温治疗

亚低温(32~35 ℃)能够显著减轻颅脑外伤后脑水肿的发生,其作用机制可能与降低氧耗量,减少脑组织乳酸堆积,维护血-脑屏障,抑制乙酰胆碱、儿茶酚胺及兴奋性氨基酸等内源性毒性物质对脑细胞的损害,抑制神经元凋亡,减少钙离子内流,阻断钙对神经元的毒性作用,减少脑细胞结构蛋白破坏,促进脑细胞结构和功能恢复,减轻弥漫性轴索损伤等因素有关。

7.自由基清除剂

治疗外伤性脑水肿的许多药物如甘露醇、巴比妥盐、维生素 C、维生素 E、氯丙嗪、辅酶 Q10 等均有清除自由基的作用。大剂量维生素 C 治疗创伤性脑水肿的作用明显,优于常规剂量维生素 C。外源性超氧化物歧化酶(SOD)可清除脑内氧自由基,而对继发性脑水肿有防治作用,但因其半衰期较短,难以通过血-脑屏障,其效果并不理想。有研究报道,用脂质体包埋的 SOD 静脉注射 10 000 U/ mL,可使脑内 SOD 水平增加并持续 2 小时以上,且其增加的程度与脑损伤后脑水肿改善程度一致。

8.巴比妥类

近年来发现巴比妥类药物有减轻脑水肿和脑保护作用,其作用机制是能降低脑代谢率,使脑血管收缩,脑血容量减少并能增加血管阻力,使脑血流转向缺血区。此外,还具有清除自由基和抗氧化作用;在脑供氧障碍时可稳定细胞膜,干扰脂肪酸释放,减少缺血时脑细胞内钙含量,减少神经介质释放等。常用的巴比妥类药物有巴比妥钠、硫苯妥钠、戊巴比妥。巴比妥类药最好能在颅内压监测、心脏和血压监护及血药浓度监测下使用，其血药浓度的安全值为 20～40 mg/L，如超过此值时应停药。本疗法常与人工冬眠、类固醇、脱水剂合用。

随着现代医学科学技术的不断发展，相信在不久的将来，人类必将研究出疗效更确切的药物和更完善的治疗方法，从而大大提高外伤性脑水肿的治愈率，有效降低其致死和致残率。

第三章

脑血管疾病

第一节　脑　干　出　血

一、概述

脑干包括中脑、脑桥和延髓。脑干是脑神经核集中的地方,也是除嗅觉和视觉外所有感觉和运动传导束通过的地方,脑干网状结构也在脑干内,它是维持清醒状态的重要结构。当脑干受到损伤时,可出现脑神经麻痹、肢体瘫痪、感觉障碍和意识障碍等。

脑干出血是指非外伤性的中脑、脑桥和延髓出血。脑干出血约占全部脑出血的 10%,其中脑桥出血最多见,中脑和延髓出血则较少。据统计,1984－1999 年《中风与神经疾病杂志》共报道脑干出血 274 例,其中脑桥出血 217 例(79%),中脑出血 48 例(18%),延髓出血 9 例(3%)。

脑干的主要结构如下。

(一)中脑

(1)神经核:动眼神经核、滑车神经核、红核、黑质及位于上丘内的双眼垂直注视中枢等。

(2)传导束:皮质脊髓束、皮质延髓束、内侧纵束、脊髓丘脑束等。

(3)网状结构。

(4)供应动脉:旁中央动脉(来自后交通动脉、基底动脉及大脑后动脉)、短旋动脉(来自脚间丛、大脑后动脉及小脑上动脉)、长旋动脉(来自大脑后动脉)共三组。

(二)脑桥

(1)神经核:面神经核、展神经核、前庭蜗神经核、三叉神经核及旁外展核(脑桥双眼侧视运动中枢)等。

(2)传导束:皮质脊髓束、皮质延髓束、脊髓丘脑束、内侧纵束等。

(3)网状结构。

(4)供应动脉:来自基底动脉的分支旁中央动脉、短旋动脉及长旋动脉,共三组。

(三)延髓

(1)神经核:疑核、迷走背神经核、三叉神经脊束核、舌下神经核、薄束核及楔束核等。

(2)传导束:皮质脊髓束、脊髓丘脑束等。

(3)网状结构。

(4)供应动脉:延髓的动脉来自脊前动脉、脊后动脉、椎动脉和小脑后下动脉,也可分为旁中央动脉、短旋动脉、长旋动脉三组。

二、病因

(一)高血压病

高血压病是脑干出血的主要原因。

(二)血管畸形

一般认为,延髓出血多为血管畸形所致。动脉瘤、动脉炎及血液病等亦可是脑干出血的原因,但均少见。

三、病理

(一)中脑

1.出血动脉

出血动脉主要为位于大脑脚内侧的动眼动脉起始部动脉破裂出血。

2.出血部位

出血部位多位于中脑腹侧尾端靠近中线的部位,也可位于被盖部。

3.血肿扩展

(1)向背侧破入大脑导水管。

(2)向上破入丘脑和第三脑室。

(3)向腹侧破入脚间池。

(4)向下波及脑桥。

(5)向对侧扩展。

4.血肿大小

有学者统计 48 例中脑出血,血肿量最小 0.29 mL,血肿量最大 10 mL。

(二)脑桥

1.出血动脉

供应脑桥的动脉中,旁中央动脉最易破裂出血,原因是旁中央动脉自基底动脉发出后,其管腔突然变细,且血流方向与基底动脉相反,使血管壁易受损害而形成微动脉瘤,而且血管内的压力也最易受基底动脉血压的影响,在血压突然升高时破裂出血。所以,有人也把旁中央动脉称为脑桥的出血动脉。

2.出血部位

按血肿所在位置分为被盖部、基底部和被盖基底部(血肿同时累及被盖部和基底部),以基底部和被盖基底部多见。

3.血肿扩展

脑桥出血可向上波及中脑甚至丘脑,但很少向下侵及延髓。脑桥出血经常破入第四脑室,但很少破入蛛网膜下腔。

4.血肿大小

有学者统计 214 例脑桥出血,血肿量最小 0.16 mL,最大 17.8 mL。国外有学者报告被盖基底部出血可达 20 mL,累及中脑者可达 40 mL。但出血量多在 10 mL 以下,以 2~5 mL 多见。

(三)延髓

延髓出血临床非常少见,病理资料也很少。血肿多位于延髓的腹侧,有时可波及脑桥下部,但很少破入第四脑室。血肿大小为直径 1~2 cm。

四、临床表现

(一)中脑出血

1.轻症中脑出血

中脑出血量较小时,表现出中脑局限性损害的症状,意识障碍轻,预后好。

(1)Weber 综合征:一侧中脑腹侧出血时,可损害同侧的动眼神经和大脑脚,出现同侧动眼神经麻痹及对侧肢体瘫痪。

(2)垂直注视麻痹:当中脑出血累及上丘时,可以出现双眼上下视不能或受限。

(3)不全性动眼神经麻痹或核性眼肌麻痹:当出血量很小时,血肿没有波及大脑脚和上丘,所以临床上可无肢体瘫痪和垂直注视麻痹。

(4)嗜睡:因为中脑出血多累及中脑被盖部的网状结构,所以多数中脑出血的患者出现嗜睡。

2.重症中脑出血

中脑出血量较大时,出现昏迷、去脑强直,很快死亡。

(1)昏迷:大量出血破坏了中脑网状结构,患者发病后很快出现昏迷。

(2)瞳孔:双侧瞳孔中度散大,是由于双侧缩瞳核损害所致,也可表现出瞳孔不等大。

(3)四肢瘫或去脑强直:双侧大脑脚损害可出现四肢瘫,中脑破坏严重时可出现去脑强直。

(二)脑桥出血

脑桥出血临床并不少见,约占全部脑出血的10%。过去曾经认为昏迷、针尖样瞳孔、高热及四肢瘫是典型脑桥出血的表现,但近几年随着CT的普及和MRI的临床应用,发现上述临床表现仅是少部分重症脑桥出血的症状,大部分脑桥出血的出血量不大,并没有上述的典型表现,而仅表现出脑桥局部损害的一些症状,如交叉瘫和脑桥的一些综合征。临床上发现,如果脑桥出血的血量大于5 mL时,患者的病情多较重,出现上述所谓的"典型症状";而出血量低于5 mL时,则仅出现脑桥局部损害的症状,所以,我们把出血量5 mL以上的脑桥出血又称为重症脑桥出血,把出血量5 mL以下的脑桥出血又称为轻症脑桥出血,现分述如下。

1.重症脑桥出血

(1)昏迷:由于大量出血破坏了位于脑桥被盖部的脑干网状结构,患者发病后很快出现昏迷,且多为深昏迷。出现深昏迷者,预后不良,多数死亡。

(2)瞳孔缩小:重症脑桥出血患者的瞳孔常极度缩小,呈针尖样,是脑桥内下行的交感神经纤维损伤所致。

(3)高热:由于损伤了联系下丘脑体温调节中枢的交感神经纤维,临床上出现高热,有时可达到40 ℃以上。早期出现高热者,预后不良。

(4)四肢瘫痪:重症脑桥出血多出现四肢瘫痪,双侧病理反射。少数患者可出现去脑强直,预后不良。

(5)其他:部分患者可出现上消化道出血,呕吐咖啡样物、黑便。累及脑桥呼吸中枢时,出现中枢性呼吸衰竭。

2.轻症脑桥出血

(1)头痛、头晕,恶心、呕吐。

(2)意识障碍轻或无,或为一过性,多为嗜睡,少数患者可有昏睡。

(3)交叉性症状:即同侧的脑神经麻痹(同侧的面神经麻痹、展神经麻痹或同侧的面部感觉障碍)伴对侧肢体瘫痪、感觉障碍。

(4)出血量很小时,也可只表现为单一的脑神经麻痹或单纯肢体瘫痪。

(5)偶有患者表现为同侧的中枢性面、舌瘫和肢体瘫,是由于血肿位于脑桥上部腹侧,损伤了皮质脊髓束的同时,损伤了还没交叉到对侧的皮质脑干束。此时需与大脑半球出血相鉴别。

(6)眼部症状:共同偏视(凝视瘫痪肢体)、霍纳征、眼震。

(7)脑桥综合征。①一个半综合征:表现为双眼做水平运动时,出血侧眼球不能内收和外展(一个),对侧眼球不能内收、但能外展(半个),并伴水平眼震。血肿位于一侧脑桥下部被盖部,损害了同侧的内侧纵束和旁外展核所致。②内侧纵束综合征:又称为前核间性眼肌麻痹,表现为双眼做水平运动时,出血侧眼球不能内收,同时对侧眼球外展时出现水平眼震,是由出血侧内侧纵束损伤所致。③共济失调-轻偏瘫综合征:由于出血侧额桥束和部分锥体束受损害,表现为对侧肢体轻偏瘫伴共济失调。④脑桥外侧综合征:表现为同侧的面神经与展神经麻痹,对侧的肢体瘫痪。血肿位于脑桥腹外侧,影响了同侧的展神经核与面神经核或其神经根,同时损害了锥体束。⑤脑桥内侧综合征:表现为双眼向病灶对侧凝视,对侧肢体瘫痪。血肿影响了旁外展核及锥体束。

(三)延髓出血

延髓出血临床非常少见,国内文献报道不足 20 例。发病年龄较轻,平均年龄 39 岁。病因中以血管畸形多见。

延髓出血多以眩晕、呕吐、头痛起病,伴有眼震、吞咽困难、交叉性感觉障碍、偏瘫或四肢瘫。

部分患者也可表现出 Wallenberg 综合征:①眩晕、呕吐、眼震。②声音嘶哑、吞咽困难。③患侧共济失调。④患侧霍纳征。⑤患侧面部和对侧肢体痛觉减退。

延髓出血量较大时,患者发病后即刻昏迷,很快死亡。

五、实验室检查及特殊检查

(一)CT

头部 CT 是诊断脑干出血最常用的方法,分辨率好的 CT 能发现绝大部分的脑干出血。当出血量很小或出血时间长时,尤其是延髓出血时,CT可漏诊。

(二)MRI

MRI不作为脑干出血的常规检查,只有当出血量很小或出血时间较长时,尤其临床疑为延髓出血,CT不能确定诊断时,MRI可明确诊断。

六、诊断

高血压患者突然出现头痛、呕吐,有脑干损害的症状,应考虑脑干出血的可能,检查头部CT或MRI即可确诊。

七、治疗

脑干出血因脑干细小而结构复杂,又有呼吸、循环中枢存在,故手术难度极大,虽有脑干出血手术治疗成功的报道,但国内开展不多。所以,脑干出血仍以内科保守治疗为主,与其他脑出血相同。

八、预后

脑干出血与其他脑出血相比,死亡率高,预后差。

九、预防

同其他脑出血。

第二节　脑　室　出　血

一、概述

脑室出血分为原发性脑室出血和继发性脑室出血两种。继发性脑室出血是指脑实质出血破入脑室系统,原发性脑室出血是指脉络丛血管破裂出血和距脑室管膜1.5 cm内脑组织出血破入脑室(不包括丘脑出血及尾状核出血)。本节仅讨论原发性脑室出血。

CT问世前,脑室出血临床很难确诊,所以一直认为脑室出血很少见。CT应用于临床后,脑室出血的诊断率明显提高。目前的临床资料证实,脑室出血占全部脑出血的3%~5%。

二、病因

脑室出血的病因有 moyamoya 病、高血压病、室管膜下腔隙性脑梗死、脉络丛血管畸形、肿瘤、脑室内动脉瘤、各种血液病等。某医院报告 40 例脑室出血，其中 moyamoya 病 22 例，高血压病 12 例，血管畸形 1 例，其余 5 例未查明原因。

三、发病机制

(一)梗死性出血

脑室周围的动脉是终末动脉，又细又长，而且脑室旁又有很多分水岭区，如脉络膜前、后动脉间的分水岭区和大脑前、中、后动脉深穿支间的分水岭区，这些地方容易产生缺血，并出现梗死性出血，尤其是 moyamoya 病及高血压动脉硬化血管狭窄或闭塞时更易发生。

(二)畸形血管或 moyamoya 病血管破裂出血

这两种疾病在脑室壁上可见到管壁菲薄、管腔增大的异常血管，这些血管容易破裂出血。

(三)粟粒状动脉瘤破裂出血

高血压病及 moyamoya 病时可见到粟粒状动脉瘤，位于脑室壁的粟粒状动脉瘤破裂时产生脑室出血。

四、病理

脑室出血可见于各脑室，可从一个脑室进入其他脑室，出血量不大时，血液可局限于一或两个脑室内；出血量大时，血液可充满整个脑室系统，形成脑室铸型；如果血块阻碍脑脊液流通时，产生急性梗阻性脑积水，脑室扩张。后两种情况均可挤压和损伤下丘脑和脑干，并产生脑疝。

五、临床表现

过去曾认为脑室出血临床症状重，多数昏迷、高热、四肢瘫或去脑强直、瞳孔缩小，预后不良。其实，这种传统意义上的脑室出血仅是脑室出血的一部分，是重型脑室出血。近年来，经大量临床与 CT 观察发现，55％的脑室出血患者的出血量小，临床症状轻，预后好，为轻型脑室出血，现分述如下。

(一)轻型脑室出血

患者突然头痛、恶心、呕吐，意识清楚或有轻度一过性意识障碍，颈强直，克氏征阳性。一般无偏侧体征。腰穿为均匀血性脑脊液，临床酷似蛛网膜下腔出血。

(二)重型脑室出血

脑室出血量很大,形成脑室铸型或出现急性梗阻性脑积水时,患者在突然头痛、呕吐后,很快出现昏迷,或以昏迷起病。瞳孔极度缩小,常被描述为"针尖样瞳孔"。两眼分离斜视或眼球浮动。四肢弛缓性瘫痪,可有去脑强直,也可表现为四肢肌张力增高。双侧病理反射阳性。部分患者出现大汗、面色潮红,呼吸深,鼾声明显。严重者可出现中枢性高热,有应激性溃疡时可呕吐咖啡样物。

六、实验室检查及特殊检查

(一)CT

CT检查是诊断脑室出血的最可靠方法。脑室出血CT表现为脑室内高密度影。出血量少时,局限在脑室局部。侧脑室出血时,有时由于血液重力关系,血液可沉积在侧脑室后角和侧脑室三角部,在此处形成带有水平面的高密度影。出血量大时,可在脑室内形成铸型。如出现急性梗阻脑积水时,可见脑室对称性扩张。

(二)血管造影

疑有moyamoya病或血管畸形时,应做MRA或CTA。但DSA仍是最可靠的血管造影方法。

(三)脑脊液检查

脑室出血的患者腰穿可发现压力增高,均匀一致的血性脑脊液。但因为不能与继发性脑室出血、蛛网膜下腔出血鉴别,脑脊液检查不能作为脑室出血的诊断依据。

七、诊断与鉴别诊断

(一)诊断

突然头痛、呕吐,查体有脑膜刺激征的患者,应考虑有脑室出血的可能,CT检查发现脑室内有高密度影并除外继发性脑室出血即可诊断。

(二)鉴别诊断

需与临床上同样表现为头痛、呕吐、脑膜刺激征的继发性脑室出血和蛛网膜下腔出血相鉴别,做CT检查可明确诊断。

八、治疗

(一)内科治疗

中等量以下脑室出血可采取内科治疗,给予甘露醇和甘油脱水降颅压。脑室出血患者头痛一般多较重,高颅压明显,脱水剂的用量可适当增加。另外,可应用镇痛及镇静药物。疑有动脉瘤破裂出血时,可应用止血药,如 6-氨基己酸等。

(二)外科治疗

脑室出血量较大形成脑室铸型或出现急性梗阻性脑积水时,应进行手术治疗。手术治疗包括脑室引流术和开颅脑室内血肿清除术,前者应用较多,并可同时作脑室清洗和脑脊液置换。

九、预后

轻型脑室出血预后好,重型脑室出血如能早期进行脑室引流术治疗也可取得满意的疗效。

十、预防

同一般脑出血。

第三节 小 脑 出 血

一、概述

小脑出血的发病率占全部脑出血的 10% 左右。小脑出血发病突然,症状不典型,常累及脑干和/或阻塞第四脑室,易出现枕大孔疝导致死亡。临床医师应对本病有充分认识,以及时利用 CT 等检查手段,以提高诊治水平。

二、病因

小脑出血的病因仍以高血压动脉硬化为主,统计国内报告的 438 例小脑出血中,有高血压病者286 例,占 65.29%,合并糖尿病者占 11.6%。年龄较长者以高血压动脉硬化为主,儿童及青少年以脑血管畸形多见,其他少见的病因有血管瘤、血液病等。

三、病理

小脑出血的部位:70%～80%位于半球,20%～30%位于蚓部。小脑半球出血一般均位于齿状核处,外观见出血侧半球肿胀,切面见蚓部向对侧移位。血肿可穿破第四脑室顶流入第四脑室,血量较多时可经导水管流入第三脑室及侧脑室,致导水管及脑室扩张积血,严重时可使导水管的直径扩张至 0.8 cm,全部脑室扩张。血液亦可穿破皮质进入蛛网膜下腔。有的血肿虽未穿破脑室,但出血肿胀的小脑可挤压第四脑室使其变窄,影响脑脊液循环,也可挤压脑干、特别是脑桥的被盖部,有时小脑中脚亦可被出血破坏。小脑半球出血时,有的可出现小脑上疝,致中脑顶盖部受压变形。小脑出血使颅后窝压力明显增高,易出现枕大孔疝引起死亡。

四、临床特征

文献报告本病的发病年龄为 9～83 岁,平均 60.2 岁,以 60 岁以上为多,统计328 例小脑出血患者,60 岁以上者 198 例(60.3%)。大部分患者有高血压病史。大约 75% 的患者于活动或精神紧张时发病,个别患者也可在睡眠中发病。发病突然,常出现头痛、头晕、眩晕、频繁呕吐、眼震及肢体共济失调,40% 的患者有不同程度意识障碍。其临床症状大致可分为 3 组。

(一)小脑症状

可出现眩晕(54%)、眼震(33%)、肌张力降低(51%)、共济失调(40%)及言语障碍。意识清楚者可以查出上述体征,特别是蚓部或前庭小脑纤维受损者眼震明显,眼震多为水平性,偶见垂直性。半球出血者同侧肢体肌张力降低,出现共济失调;蚓部出血出现躯干性共济失调。病情严重发病后很快昏迷者,上述症状及体征常被脑干受损等继发症状所掩盖,难以查出,故易被误诊。

(二)脑干受损症状

小脑位于脑桥、延髓的背部,出血肿胀的小脑挤压脑干使之移位,或血肿破坏小脑脚侵及脑干,或血肿破入第四脑室使第四脑室、导水管扩张积血、其周围灰质受压水肿和/或血液由破坏的室管膜直接渗入脑干均可出现脑干症状,常见的症状如下。

1.瞳孔缩小
据文献报道可见于 11%～30% 的患者。

2.眼位异常
患者可出现共同偏视、眼球浮动或中央固定。

3.脑神经麻痹
最常见的是周围性面瘫(23.7%～36.8%),面瘫程度一般不重,少数患者可见外直肌力弱。

4.其他
如病理反射(+)等。

(三)高颅压及脑膜刺激征

头痛、呕吐及脑膜刺激征都是小脑出血常见的症状。小脑出血时呕吐较一般颅内出血更为严重,往往为频繁呕吐,其原因除高颅压外,更重要的是脑干受侵特别是第四脑室底受累,因此频繁呕吐是小脑出血时较重要的症状。小脑出血时高颅压症状明显的原因除出血占位外,血液破入脑室扩张积血或凝血块或肿胀的小脑阻塞脑脊液循环引起梗阻性脑积水进一步使颅压增高,极易发生枕大孔疝引起死亡。曾有意识尚清的小脑出血患者,在门诊送往 CT 室检查过程中即发生枕大孔疝死亡。因此,疑诊为小脑出血的患者,即使意识清楚,亦应警惕有发生枕大孔疝的可能。

由于小脑出血的出血量不同、是否穿破脑室、有无脑干受压等情况不同,临床症状轻重不等,大致可分为 4 型。

1.重型

出血量多,血肿穿破脑室,很快昏迷,脉搏减慢,眼球浮动或分离斜视等脑干受压症状,预后不良,常于短期内死亡。

2.轻型

出血量少,未破入脑室,血肿可被吸收,多治愈。

3.假瘤型

起病较缓慢,头痛、呕吐,有明显小脑体征,颅压增高,适于手术治疗。

4.脑膜型

此型患者主要出现项强及脑膜刺激征,预后较好。

五、辅助检查

(一)CT 检查

自 CT 应用于临床以后,小脑出血才得以在生前明确诊断,因此 CT 检查是本病的首选检查项目。它不仅可以确定出血部位、范围、出血量,并可确定有无穿破脑室及脑室内积血情况,对诊断和治疗均十分必要。统计文献报告的 328 例小脑出血,出血量为 15～54 mL,以 8～21 mL 多见,>15 mL 者占36.9%;约 25%显示第四脑室受压,有的可见环池及四叠体池消失。此外,尚可观察第三脑室与侧脑室是否有积血或扩大。有时小脑出血量很少,颅后窝伪影较多,必要时可行颅后窝薄扫以助诊断。

(二)其他检查

疑为脑血管畸形、血管瘤等病因引起的小脑出血,应作 MRI、MRA 或 DSA

等检查以明确病因。

六、诊断及鉴别诊断

由于小脑出血缺乏特异性症状,因此凡是突然眩晕、头痛(特别是后枕部疼痛)、频繁呕吐、瞳孔缩小、肢体共济失调、意识障碍迅速加重者,应高度怀疑小脑出血,立即护送进行头部 CT 检查以明确诊断。在未做头部 CT 以前,要注意与蛛网膜下腔出血、脑干出血或梗死、椎-基底动脉供血不足、大脑半球出血相鉴别,要仔细查体,注意有无眼震、瞳孔大小及眼位、肢体肌张力及共济运动情况。某些患者还可出现强迫头位,对疑似患者可依据 CT 结果以资鉴别。

七、治疗

(一)内科治疗

内科治疗适用于出血量<15 mL、意识清楚、临床及 CT 所见无脑干受压症状、血肿未破入脑室系统者。可用脱水降颅压及脑保护治疗,与一般脑出血相同,但应密切观察病情,一旦症状加重,应复查头部 CT,以进一步了解血肿及其周围水肿变化情况,以决定是否需要手术治疗。

(二)手术治疗

血肿≥15 mL 或血肿直径>3 cm 者,可考虑手术治疗;出血量≥20 mL,或有脑干受压征,或血肿破入脑室系统并出现梗阻性脑积水者,应紧急手术清除血肿,否则可能随时发生脑疝死亡;如小脑出血由血管畸形或血管瘤破裂所致,可手术治疗。

八、预后

由于目前诊断和治疗及时,小脑出血的死亡率已降至 10%~20%,存活者多数恢复良好,生活可自理,甚至恢复工作。

第四节 硬脊膜动静脉瘘

一、病因学

硬脊膜动静脉瘘(SDAVF)是一种能治愈的脊髓血管畸形,指供应硬脊膜或神经根的一条或多条动脉在椎间孔处穿过硬膜时，与脊髓引流静脉（根静脉）的直接交通通道，是一种常见的脊髓血管畸形，约占所有脊髓动静脉畸形的 70%。它是指硬脊膜在椎间孔平面出现动静脉间的微小瘘口（约 140 μm）所致的一系列异常改变，其临床表现没有特异性，常呈隐匿性发病。患者从发病到被明确诊断的时间平均为 15 个月。往往患者就诊时即有不同程度的功能障碍，延误了最佳的治疗时间，因此，早期诊断、早期治疗显得非常重要。

二、流行病学

硬脊膜动静脉瘘是最常见的脊髓血管病，占 65%~80%，男性多见，病变多见位于脊髓胸腰段，以 T_7~T_9 最常见。

硬脊膜动静脉瘘占脊髓 AVM 的 55%~80%，好发于男性，男女发病率之比为 7:1，多于 40 岁后发病，出现症状的时间平均为 60 岁，范围在 28~83 岁，以中老年男性多见。该病目前被认为是一种后天获得性疾病，多发生在下胸段和腰段，其中 T_7、T_8、T_9 是最常见的病变节段。85%的病变在 T_6 以下。

三、病理与病理生理

多数 AVM 可通过血管造影明确其供血动脉、血管团或瘘口及引流静脉的形态，但 SDAVF 有时因病灶太小，血管造影难以清楚显示其血管行程，McCucheor 等将手术切下之 6 例 T_6~T_{12} 范围内硬膜血管畸形的整块病灶，包括附近的硬膜、神经根及硬膜袖等，进行显微解剖研究，即用稀硫酸钡插管注入与病灶有关的硬膜动脉及脊髓静脉，同时进行连续高清晰度 X 线照片，发现有数根发自肋间动脉及腰动脉的中小型动脉分支会聚至病灶（瘘口）处，这些供血动脉在硬膜中先分为 2~3 支，后分支小血管吻合 1~3 次，并缠绕成索状动脉袢，最后经或不经毛细血管丛直接与一根脊髓静脉相通。研究结果从显微解剖上证明，硬膜血管畸形实际为动静脉瘘，由多根动脉供血，一根静脉引流，也可解释硬膜 AVF 经栓塞后为何会有再通可能。简单来说，就是病灶（瘘口）主要位于神经根附近的硬脊膜上，由肋间动脉或腰动脉的硬膜支供血，引流静脉为脊髓表面静脉。Anson 和 Spetler 主张将此型分为两个亚型：Ⅰa 为单根动脉供血，Ⅰb 为多根动脉供血。

SDAVF 的病因尚未明确，现认为是多因素造成的。国外也有文献认为是脊髓空洞、外伤和手术造成的。现已证实，在腰骶部的动脉和静脉之间存在着流速缓慢、低流量、高压力的瘘口，引流到髓周蛛网膜下腔的静脉系统。由于引流静脉与脊髓冠状静脉丛交通，压力可传递到冠状静脉丛，使动静脉压力梯度下降，导致髓内血管扩张和组织压升高。这种血管内压力的变化,向邻近的脊髓实质传递,使脊髓水肿逐渐加重,甚至造成脊髓脱髓鞘或坏死。大部分患者脊髓水肿是慢性起病,严重的坏死或急性起病的很少见。约有 1% 的 SDAVF 患者,临床表现为蛛网膜下腔出血,其确诊时间相对较短。高位脊髓节段硬膜动静脉分流,特别是在颅颈交界区,有可能引起蛛网膜下腔出血。因此,对有蛛网膜下腔出血而脑血管造影阴性者,需要考虑是否有延-颈髓交界区 SDAVF。目前,多数学者认为,脊髓静脉高压是 SDAVF 的主要病理生理学机制。

四、临床表现

SDAVF 多见于中老年男性,表现为自下向上缓慢进展的脊髓感觉、运动和括约肌功能障碍。一般症状呈进行性加重,常继发出现步态、运动系统及感觉症状异常,如脊髓运动神经元受累,可出现肢体软瘫或硬瘫。患者可出现用力后症状加重(神经源性跛行)或当体位改变时症状加重。如不经治疗,可在 1～4 年内完全截瘫。早期常被认为是多发的神经根病或前角运动神经元病 ,到确诊时,患者往往已完全丧失了自主活动的能力。

五、辅助检查

确诊本病的最好方法是选择性脊髓血管造影。因它能清晰地显示病变处的异常血管和在蛛网膜下腔内扩张迂曲的血管。脊髓血管造影是诊断瘘口位置、辨别供血动脉和评价静脉引流的金标准。因临床体征的平面是脊髓水肿的反应,与瘘口的位置可完全不一致。为了确定瘘口位置,所有供应硬膜的供血动脉都必须造影。80%～90% 的 SDAVF 分布在胸髓的下部和腰髓的上部,在肋间动脉和腰动脉注射对比剂,大部分情况下能找到瘘口。如果水肿位于颈髓,应该通过在主动脉弓上(锁骨下、椎动脉、肋颈干、甲状颈干和颈外动脉)置管寻找颈部瘘的来源。

其次,MRI 检查也是硬脑膜动静脉瘘(DAVF)重要的筛查手段之一,MRI图像上 T_2 像及增强后 T_1 像,病变脊髓表现高信号,有明显的脊髓水肿表现。MRI 可以作为筛选的手段,它可以提供很多有诊断意义的信息,如有无髓周扩张血管、脊髓充血水肿及脑脊液循环障碍。现代高场强 MRI 的发展,使充血扩张的冠状静脉和正常增宽的蛛网膜下腔冠状静脉丛更易区分。正常的静脉表面光滑,很少有扭曲,而充血的冠状静脉丛表面粗糙有结节,血管多扭曲。据报道,大约有 90% 的 MRI T_2 加权像中蛛网膜下腔出现血管流空影,强化后期方出现扩张迂曲的静脉。计算机体层血管造影(CTA)技术在确定瘘口的节段方面很有前景。

六、诊断与鉴别诊断

(一)诊断

根据患者进行性加重的脊髓功能障碍的病史和体征,结合脊髓 MRI 和脊髓血管造影可确诊本病。尤其对于中年以上男性出现进行性的双下肢感觉运动障碍,更应进行脊髓 MRI 和脊髓血管造影检查。脊髓血管造影是诊断 DAVF 的金标准,一般可先行胸腰段脊髓血管检查再行骶部,如未发现病变需再行全脑血管造影。

(二)鉴别诊断

脊髓硬脊膜动静脉瘘一般要与脊髓 AVM 和脊髓髓周动静脉瘘(PMAVF)、脊髓积水症、椎间盘突出鉴别。

1.脊髓 AVM 和脊髓髓周动静脉瘘(PMAVF)

因 DAVF 与脊髓 AVM 临床表现相似,MRI 表现都是血管流空影像,故可能出现误诊。DAVF 因脊髓水肿,其 MRI 影像可不增粗或轻微增粗,血管流空影在脊髓周围,DSA 示根髓动脉的硬脊膜支与根髓静脉间直接交通,通常仅一个瘘口,很少出现动脉瘤样和静脉瘤样扩张,故有别于脊髓 AVM 和脊髓髓周动静脉瘘。

2.脊髓积水症

DAVF 患者表现为慢性进行性脊髓功能障碍,在 MRI 上出现脊髓中央腔化且无明显血管流空影时,可被误诊为脊髓积水症。两者的鉴别:当患脊髓积水症时,往往存在 Arnold-Chiari 畸形,脊髓中央的空腔大而明显。DAVF 患者多无 Arnold-Chiari 畸形,脊髓中央的空腔呈细管状,椎管内往往可见细点状血管影,以此可以鉴别。

3.椎间盘突出

当 DAVF 患者表现为上下肢的麻木、疼痛、乏力,X 线检查有椎间隙狭窄等退行性变时,如患者脊髓的血管流空影不明显,往往被误诊为椎间盘突出。两者的鉴别为:椎间盘突出时,多呈间歇性发作,外伤诱因明显,疼痛剧烈,呈放射性,定位准确,但运动障碍轻微。DAVF 多为渐进性发病,无明显诱因,脊髓功能障碍进行性加重,MRI 示脊髓水肿,有时可见血管流空影,此时可进一步行脊髓血管造影,明确诊断。

七、治疗

手术及介入治疗都能有效治疗此病。手术治疗效果较为确切,但损伤较大,栓塞治疗创伤较小,两者各有利弊。

(一)手术治疗

SDAVF 应首选手术治疗。手术的目的与成功的关键是准确定位和闭塞瘘口,以及切断或闭塞瘘口处的引流静脉近端,但不能广泛切除引流静脉,否则会加重脊髓功能障碍,因为引流静脉也参与脊髓血液的回收。绝大多数瘘口位于脊神经后根硬脊膜袖口的上下或背侧附近,故手术闭塞瘘口操作简单、疗效可靠;但有时瘘口位于神经根的腹侧,需切开蛛网膜、分离神经根,仔细探查方能发现;当供血动脉起始部与瘘口部位远离充血性脊髓病变区域时,应根据 DSA 提供的信息,即在显示瘘口的部位,施行瘘口闭塞术。

具体操作:术中暴露两个节段的椎板,充分暴露病变处神经根,至中线处打开硬膜并向两侧牵开;充分暴露硬膜处的根引流静脉,予以电凝阻断。术中判断手术成功的标志是:怒张的引流静脉塌陷、颜色变暗红、超声多普勒检测病变区血管杂音消失。对于因各种原因造成病情急剧恶化,甚至完全性软瘫的患者,也应积极准备,施行急诊手术,往往能收到意想不到的效果。手术后病情没有改善的病例多是那些术前呈慢性进行性神经功能障碍较为严重的病例,可能与较长时期充血性脊髓病变导致脊髓不可逆性变性有关。这同样提示,对 SDAVF 早诊早治尤为重要。对有手术禁忌者,可试行介入治疗。

(二)介入治疗

对于该病的治疗还有不同的观点,有人认为,SDAVF 可首选介入治疗,只有当栓塞物(ONYX 等)不能弥散至引流静脉近端时,才考虑手术治疗。介入治疗时,需栓塞瘘口,并保留引流静脉的通畅,栓塞剂一般选择是 GLUBRAN 及 Onyx 胶,在栓塞过程中,只有当栓塞物到达引流静脉的近段时,栓塞才能最有效,否则有再次复发的可能。

第五节　颅内静脉血栓

颅内静脉血栓(cerebral venous thrombosis,CVT)是多种原因所致由脑静脉系统狭窄或闭塞,脑静脉回流受阻的一组血管疾病,包括颅内静脉和静脉窦血栓,病因复杂,发病隐匿,表现多样,诊断困难,误诊率较高。

一、病因与发病机制

CVT 的发病率尚不清楚,各种原因引起的血管壁病变、凝血功能亢进、血流速度减慢均可导致临床发生 CVT。CVT 病因繁多,病因与危险因素之间并无明确界限。2005 年新英格兰杂志报道 CVT 发病率成人为(3~4)/100 万,儿童 7/100 万。任何年龄段都可发生 CVT,男女比例1:3,好发于青年女性。国外文献报道大约 75% 的患者可以找到病因,但国内报告仅为 33%~40%。已知病因可分为感染性因素及非感染性因素,前者约占 20%,后者可能是 CVT 发生的主要原因,其中最常见为妊娠、产褥期和口服避孕药、脑外伤、恶性肿瘤、血液系统疾病、遗传、脑动静脉畸形等。近年来研究证实凝血因子基因多态性是 CVT 形成的重要危险因素。Amberger 发现家族性 CVT 患者中,20%~30%的患者具有血栓形成的家族遗传倾向,大多数为凝血因子 V Leiden 突变。Sepulveda 等发现,凝血酶原G20210A 基因突变也可能是 CVT 的危险因素。我国香港和台湾的数据显示:在 CVT 病因中,凝血因子如抗凝血酶Ⅲ(AT-Ⅲ)缺乏占 3.5%~9.6%,蛋白 S 和蛋白 C 缺乏占 17.3%~32.9%。

脑水肿和出血性梗死是 CVT 最常见病理改变。静脉或静脉窦内有凝固的血块(感染性可为脓栓),其引流区域的血管扩张、血流瘀滞,局部脑组织水肿,梗死伴灶性出血、脑软化改变。当血栓为感染性,则可扩散影响周围脑膜及脑组织而引起局限性或弥漫性炎症,甚至形成脑梗死区域脑脓肿。

少数静脉窦内血栓及血栓生长引起局部血流动力学改变,静脉管腔狭窄血流速度加快,开放局部硬膜内的病理性血管通道,形成脑膜动静脉瘘,直接造成脑及脑膜的动脉血液经瘘口向皮层静脉内转流,发展为蛛网膜下腔和脑实质内的出血。

二、临床表现

CVT 的无特征性临床表现,症状主要取决于其血流动力学改变受累范围、相应部位的神经功能损害。颅内压增高是最常见的症状,约 80% 的患者有头痛。其他如头昏、眼部的不适(包括视力障碍和眼胀,或结膜充血)、癫痫、耳鸣、脑鸣和颈部不适等。单独大脑皮层静脉血栓的患者症状更加局限,如运动和感觉的异常,局灶癫痫等。如果血栓引起深静脉回流障碍,可影响深部核团及脑干功能,表现为出血、障碍。婴儿高颅压表现明显,喷射性呕吐,前后囟静脉怒张、颅缝分离,囟门周围及额、面、颈枕等处的静脉怒张和迂曲。老年患者高颅压症状不明显,轻微头晕、眼花、头痛、眩晕等。腰椎穿刺可见脑脊液压力增高,蛋白和白细胞也可增高。海绵窦、上矢状窦、侧窦、大脑大静脉等不同部位的 CVT 各有不同特点。

(一)海绵窦血栓

海绵窦血栓多为感染因素(眼眶周围、鼻部及面部的化脓性感染或全身性感染)造成,非感染性血栓形成罕见,病变可累及单侧或双侧海绵窦。起病急,发热、头痛、恶心呕吐、意识障碍等感染中毒症状,球结膜水肿、患眼突出、眼睑不能闭合和眼周软组织红肿。海绵窦内走行的动眼神经、滑车神经、展神经和三叉神经第1、2支神经损害,表现为瞳孔散大、光反射消失、眼睑下垂、复视、眼球运动受限、三叉神经第1、2支分布区痛觉减退、角膜反射消失等。进一步加重可引起视盘水肿、视力障碍。

(二)上矢状窦血栓

上矢状窦血栓为急性或亚急性起病,最主要的表现是颅内压增高症状,如头痛、恶心、呕吐、视盘水肿等。多为非感染性血栓,与产褥期、妊娠、口服避孕药、婴幼儿或老年人严重缺水、感染或恶病质有关。33%的患者仅表现为不明原因的颅内高压,视盘水肿可以是唯一的体征。可出现癫痫发作,精神障碍。额顶叶静脉回流受阻,表现为运动或感觉障碍,下肢更易受累,可发展为局灶或完全性的癫痫。影响到旁中央小叶时会出现小便失禁。

(三)横窦和乙状窦血栓

横窦和乙状窦血栓常由中耳炎、乳突炎引起。感染症状明显,患侧耳后乳突部红肿、压痛、静脉怒张,发热、寒战、外周血白细胞增高等,可出现化脓性脑膜炎、硬膜外(下)脓肿及小脑、颞叶脓肿。血栓扩展到岩上窦、岩下窦,影响同侧三叉神经、展神经,延伸至颈静脉,出现颈静脉孔综合征,表现为吞咽困难、饮水呛咳、声音嘶哑、心动过缓和耸肩、转头无力等。

(四)大脑大静脉血栓

大脑大静脉是接受大脑深静脉回流的主干静脉,大脑大静脉血栓常表现为双侧病变,患者出现嗜睡,病情进展,出现精神症状、反应迟钝、记忆力和计算力及定向力的减退,手足徐动或舞蹈样动作等锥体外系表现,严重时昏迷、高热、痫性发作、去大脑强直甚至死亡。

三、诊断

对于有颅内压增高临床表现及体征,排除脑脓肿、良性颅内压增高、脑炎、感染性心内膜炎、中枢神经系统血管炎,动脉性脑梗死等疾病,均应考虑到脑静脉系统血栓形成的可能。

脑血管造影(DSA)被认为是诊断 CVT 的金标准。脑动静脉循环时间在静脉早期明显延长可至13秒以上,最长者达 20 秒;相应大静脉和静脉窦充盈缺损或不显影,可同时发生深静脉滞流,静脉窦显影时间延长,造影剂滞留,小静脉扩张、小静脉数目增多。

由于磁共振技术发展,其无创、成像迅速等特点,对较大的脑静脉和静脉窦病变显示较好,目前 MRI 及磁共振静脉血管成像(MRV)被认为是诊断 CVT 的最好手段,在急性期(0～3 天)MRI 可见 T_1 加权像正常的血液流空现象消失,呈等 T_1 和短 T_2 的血管填充影;亚急性期(3～15 天)高铁血红蛋白增多,T_1、T_2像均呈高信号;晚期(15 天以后)流空现象再次出现。

头颅 CT 仅可发现梗死区域脑组织缺血水肿、出血改变,不能明确病因。

四、治疗

目前 CVT 尚缺乏规范化治疗方案,除一般治疗外,主要是抗凝、溶栓治疗,抗凝治疗包括静脉使用肝素及皮下低分子量肝素治疗,对症治疗主要是癫痫发作的控制和高颅压控制,如并发严重高颅压脑疝、颅内大量出血,则开颅手术清除血肿、去骨瓣减压。

(一)一般治疗

1.脑水肿治疗

根据颅内压情况,按一般治疗原则采用适当的手段,包括头抬高 30°,过度换气使 CO_2 分压为 4.0～4.7 kPa(30～35 mmHg),静脉使用渗透性利尿剂等。

2.维持水、电解质平衡

不主张严格限制液体的摄入,适当补液有利于降低血液黏度。类固醇药物降低颅内压治疗有效性尚未得到证实,激素可促进血栓形成而加重病情。

3.抗癫痫治疗

对于病变波及功能区、有一次癫痫发作者应常规抗癫痫治疗。

(二)肝素治疗

研究表明肝素治疗可明显改善 CVT 患者的临床症状,预防血栓的发展,促进侧支循环建立,为闭塞的静脉窦部分或完全再通创造条件。有认为不考虑临床表现、病因和 CT 所见,都应用抗凝治疗,甚至出血性梗死也不是禁忌证。另有报道发现 CVT 在不使用抗凝治疗的情况下,仍有 40% 的患者有脑出血倾向。

可能与 CVT 后静脉和毛细血管压升高,导致红细胞渗出有关。目前多数认为,在没有出血倾向及急性期内,CVT 患者肝素治疗是安全的。对于发生并发症的危重患者,如需进行手术,停用肝素 1～2 小时后 APTT 可正常化。低分子量肝素(LMWH)使用分为静脉内肝素和皮下注射 LMWH,皮下注射 LMWH:抗活化X因子 180 U/(kg·24 h),2 次/天。

(三)溶栓治疗

较多报道认为溶栓治疗能迅速溶解部分血栓,改善 CVT 患者静脉血流。目前临床常用肝素＋尿激酶或者肝素＋重组组织纤维蛋白酶原激活因子(rt-PA)进行溶栓治疗,并且认为 rt-PA 具有半衰期短、并发出血率低性等特点。溶栓治疗采用尿激酶或者 rt-PA,使用剂量、给药途径、给药方法应遵循个体化原则,因其可能并发颅内出血,对于症状较轻的患者应谨慎选择。肝素治疗后病情无改善甚至加重者,可考虑溶栓治疗。

(四)口服抗凝治疗

对于 CVT 患者是否需要长期口服抗凝治疗,目前仍然缺乏客观依据。一般认为,CVT 继发于短暂的危险因素,INR 控制在 2.0～3.0,口服抗凝治疗 3 月。对于有遗传性血栓形成倾向,如凝血酶原 G20210A 基因突变、蛋白 C、蛋白 S 缺乏者建议服用 6～12 月。多次发生 CVT 者,考虑长期抗凝。

(五)开颅手术治疗

对于并发脑出血的患者,由于脑静脉回流受阻和脑脊液吸收障碍导致急性颅内压增高,脑灌注压降低,发生脑疝时脑静脉回流障碍会进一步加剧,所以采取措施迅速降低颅内压,可显著提高脑灌注,改善脑供血,挽救患者的生命。

五、预后与展望

颅内静脉血栓及静脉窦血栓的治疗,以及早诊断并规范化治疗,是神经外科医师面临的首要问题。对症临床症状严重、血栓形成进展快,脑深静脉或小脑静脉受累、化脓性栓子、患者昏迷及年龄过小或者并发颅内出血、脑疝 CVT 患者,预后不良。并发脑出血患者,开颅清除血肿可能会原位及其他部位甚至对侧再出血,治疗困难。目前有报道经动脉溶栓,多途径联合血管内治疗,支架置入,机械碎栓、取栓等治疗,治疗方法仍然处于探索阶段,疗效有待进一步观察。

第四章

脊髓与脊柱疾病

第一节 脊髓蛛网膜炎

脊髓蛛网膜炎是蛛网膜的一种慢性炎症过程,在某些因素的作用下蛛网膜增厚,与脊髓、脊神经根粘连(或形成囊肿)阻塞椎管,或通过影响脊髓血液循环而导致脊髓功能障碍。发病率较高,与椎管内肿瘤发病率相接近。发病年龄在30~60岁多见,男性多于女性,受累部位以胸段多见,颈段及腰骶段少见。

一、病因和发病机制

本病为继发于某些致病因素的反应性非化脓性炎症。

(一)感染性

有原发于脊柱附近或椎管内的疾病如脊柱结核、硬膜外脓肿和脑脊髓膜炎等,也有继发于全身疾病如流感、伤寒、结核和产褥感染等。有报道,结核性脑膜炎引起者最多见。

(二)外伤性

如脊柱外伤、脊髓损伤、反复腰椎穿刺。

(三)化学性

如神经鞘内注入药物(抗癌药、链霉素等)、脊髓造影使用的碘油、麻醉药及其他化学药剂。

(四)脊柱或者脊髓本身的病变

如椎管内肿瘤、蛛网膜下腔出血、椎间盘突出及脊椎病等均可合并脊髓蛛网膜炎。

(五)其他

如脊髓空洞症、脊柱脊髓的先天性畸形。

二、病理

蛛网膜位于硬脊膜与软脊膜之间,本身无血管供应,故缺乏炎症反应能力。但在病原刺激下,血管丰富的硬脊膜和软脊膜发生活跃的炎症反应,进入慢性期后,引起蛛网膜的纤维增厚,并使蛛网膜与硬脊膜和软脊膜发生粘连。

虽可发生于脊髓任何节段,但以胸腰段多见,病变部位的蛛网膜呈乳白色、浑浊,并有不规则不对称增厚,以后成为坚韧的瘢痕组织,可与脊髓、软膜、神经根和血管发生粘连伴有血管增生。根据病变发展情况分为3种类型:局限型(仅局限于1~2个节段),弥漫型(有多个节段呈散在分布),囊肿型(粘连及增厚的蛛网膜形成囊肿)。

三、临床表现

(1)发病前约45.6%有感染及外伤史。

(2)多为慢性起病且逐渐缓慢进展,但也有少数是迅速或亚急性起病。

(3)病程由数月至数年不等,最长者10年,症状常有缓解,故病情可有波动。

(4)由于蛛网膜的增厚和粘连及形成囊肿对脊髓、神经根和血管的压迫也为不对称和不规则,以及不同病变部位的临床表现呈多样性,可有单发或多发的神经根痛,感觉障碍多呈神经根型、节段型或斑块状不规则分布,两侧不对称。运动障碍为不对称的截瘫、单瘫或四肢瘫,一般以局限型症状较轻,弥漫型症状则较重,囊肿型类似于脊髓占位的压迫症表现。括约肌功能障碍出现较晚,症状不明显。

四、实验室检查

(一)腰椎穿刺

脑脊液压力正常或者低于正常。弥漫型和囊肿型可引起椎管阻塞,奎肯试验可表现为完全阻塞、不完全阻塞、通畅或时而阻塞时而通畅。脑脊液淡黄色或无色透明;脑脊液蛋白含量增高,甚至脑脊液流出后可自动凝固,称弗洛因综合征,蛋白增高的程度与椎管内阻塞的程度不一致,与病变节段无明显关系;细胞数接近正常或增高(以淋巴细胞为主);往往呈现蛋白细胞分离现象。

(二)X线检查

脊柱平片多无异常,或同时存在增生性脊椎炎及腰椎横突退化等改变。

(三)椎管造影

椎管造影见椎管腔呈不规则狭窄,碘水呈点滴和斑块状分布,囊肿型则显示杯口状缺损。碘油造影因其不能被吸收而本身就是造成脊髓蛛网膜炎的病因之一,故不宜使用。

(四)MRI

MRI能明确囊肿性质、部位、大小,并能了解病灶对周围重要组织的损害情况。

五、诊断

引起脊髓蛛网膜炎的病因较多,临床上对能够明确病因的不再做出脊髓蛛网膜炎的诊断,仅对难以明确病因,符合神经症状和病理表现的才做出该诊断。但该类病变临床诊断比较困难,误诊率也较高。脊髓蛛网膜炎的主要有以下特点。

(1)发病前有感冒、受凉、轻伤或劳累病史,在上述情况下出现症状或者症状加重。

(2)脊髓后根激惹症状。单侧或双侧上肢根痛明显,手或前臂可有轻度肌肉萎缩及病理反射。

(3)病程中症状有缓解和加重,呈波动性表现。该特点有助于和椎管内肿瘤鉴别。

(4)脊髓症状多样。病变侵犯范围广而不规则,病变水平的确定往往比较困难,且病变平面以下感觉障碍的分布不规律,如果病变不完全局限于椎管内,可出现脑神经损害的表现,有时可有助于诊断脊髓蛛网膜炎。

(5)脑脊液检查:蛋白含量增高,脑脊液呈现蛋白细胞分离现象,以及奎肯试验中椎管通畅性的变化支持脊髓蛛网膜炎的诊断。

(6)脊髓碘水造影:往往有椎管腔呈不规则狭窄,碘水呈点滴和斑状分布,囊肿型则显示杯口状缺损的特征性改变。

六、治疗

(一)非手术治疗

确定诊断后,首先考虑非手术治疗,但目前的治疗方法效果仍不十分理想。对早期、轻症病例,经过治疗可以使症状消失或减轻。保守治疗可选用肾上腺皮质激素(静脉滴注或口服)、血管扩张药、B族维生素等,积极治疗原发病(抗感染或抗结核治疗等)及对于神经功能损害给予康复治疗。

(1)激素:虽然认为椎管内注射皮质激素能治疗蛛网膜炎,但由于其本身也是引起蛛网膜炎的原因之一,临床上多采用口服或静脉滴注的方法给予。氢化可的松每天 100～200 mg 或地塞米松 10～20 mg,2～4 周后逐渐减量、停药。必要时重复使用。

(2)抗生素:有急性感染症状如发热使症状加重时可考虑使用。

(3)40%乌洛托品液静脉注射,5 mL,每天 1 次,10～20 天为 1 个疗程。10%碘化钾溶液口服或 10%碘化钾溶液静脉注射,10 mL,每天 1 次,8～10 天为 1 个疗程。

(4)维生素,如维生素 B_1、维生素 B_{12}、烟酸等。

(5)玻璃酸酶(透明质酸酶)。玻璃酸酶的作用可能是由于它能溶解组织的渗出物及粘连,因而有利于改善了脑脊液的吸收和循环;有利于抗结核药物的渗出液;解除了对血管的牵拉使其更有效地输送营养。每次用玻璃酸酶 500 U,稀释于 1 mL 注射用水中,鞘内注射,每周 1 次。对结核性脑膜炎患者当脑脊液蛋白>3 g/L,疑有椎管梗阻者则用氢化可的松 25～50 mg 或地塞米松 0.5～1.0 mg,玻璃酸酶 750～1 500 U,鞘内注射,每 2 周 1 次,10 次为 1 个疗程。

(6)理疗,如碘离子导入疗法。

(7)放射疗法。此法对新生物的纤维组织有效应,对陈旧的纤维组织作用较小。一般使用小剂量放射线照射,不容许使用大到足以引起正常组织任何损害的剂量,并须注意照射面积的大小及其蓄积量。

(8)蛛网膜下腔注气。有人认为此法有一定疗效。每次注气 10～20 mL,最多 50 mL,每隔 5～14 天注气 1 次,8 次为 1 个疗程。

(9)针刺、按摩、功能锻炼。

(二)手术治疗

多数学者指出,手术治疗仅限于局限性粘连及有囊肿形成的病例。有急性感染征象或脑脊液细胞明显增多时,则不宜手术。手术中切除椎板后,应首先观察硬脊膜搏动是否正常,有无肥厚。切开硬脊膜时应注意保持蛛网膜的完整,根据观察所得病变情况,进行手术操作。术后强调采用综合治疗,加强护理,防止并发症的发生,并积极促进神经功能的恢复。诊断为囊肿型者可行囊肿摘除术,弥漫性或脑脊液细胞增多明显者不宜行手术治疗,因可加重蛛网膜的粘连。

第二节　脊髓空洞症

脊髓空洞症是一种慢性进行性的脊髓变性疾病,是由于不同原因导致在脊髓中央管附近或后角底部有胶质增生或空洞形成的疾病。空洞常见于颈段,某些病例,空洞向上扩展到延髓和脑桥(称之为延髓空洞症),或向下延伸至胸髓甚至腰髓。由于空洞侵及周围的神经组织而引起受损节段的分离性感觉障碍、下运动神经元瘫痪,以及长传导束功能障碍与营养障碍。

一、病因和发病机制

脊髓空洞症与延髓空洞症的病因和发病机制目前尚未完全明确,概括起来有以下 4 种学说。

(一)脑脊液动力学异常

早在 1965 年,由 Gardner 等人认为由于第四脑室出口区先天异常,使正常脑脊液循环受阻,从而使得由脉络膜丛的收缩搏动产生的脑脊液压力搏动波通过第四脑室向下不断冲击,导致脊髓中央管逐渐扩大,最终形成空洞。支持这一学说的证据是脊髓空洞症常伴发颅颈交界畸形。其他影响正常脑脊液循环的病损如第四脑室顶部四周软脑膜的粘连也可伴发脊髓空洞症。通过手术解决颅颈交界处先天性病变后,脊髓空洞症所引起的某些症状可以获得改善。但是这种理论不能解释某些无第四脑室出口处阻塞或无颅颈交界畸形的脊髓空洞症,也不能解释空洞与中央管之间并无相互连接的病例。也有人认为传送到脊髓的搏动压力波太小,难以形成空洞。因此,他们认为空洞的形成是由于压力的影响,脑脊液从蛛网膜下腔沿着血管周围间隙(Virchow-Robin 间隙)或其他软脊膜下通道进入脊髓内所造成。

(二)先天发育异常

由于胚胎期神经管闭合不全或脊髓中央管形成障碍,在脊髓实质内残留的胚胎上皮细胞缺血、坏死而形成空洞。支持这一学说的证据是脊髓空洞症常伴发其他先天性异常,如颈肋、脊柱后侧突、脊椎裂、脑积水、Klippel-Feil 二联征(两个以上颈椎先天性融合)、先天性延髓下疝(Arnold-Chiari 畸形)、弓形足等。临床方面也不断有家族发病的报道。但该学说的一个最大缺陷在于空洞壁上从未发现过胚胎组织,故难以形成定论。

(三)血液循环异常

该学说认为脊髓空洞症是继发于血管畸形、脊髓肿瘤囊性变、脊髓损伤、脊髓炎伴中央软化、蛛网膜炎等而发生的。引起脊髓血液循环异常,产生髓内组织缺血、坏死、液化,形成空洞。

(四)继发于其他疾病

临床上屡有报道,脊髓空洞症继发于脊柱或脊髓外伤、脊髓内肿瘤、脊髓蛛网膜炎、脊髓炎及脑膜炎等疾病。因脊髓中央区是脊髓前后动脉的交界区,侧支循环差,外伤后该区易坏死软化形成空洞,常由受伤部的脊髓中央区(后柱的腹侧,后角的内后方)起始并向上延伸。脊髓内肿瘤囊性变可造成脊髓空洞症。继发性脊髓蛛网膜炎患者,可能由于炎症粘连、局部缺血和脑脊液循环障碍,脑脊液从蛛网膜下腔沿血管周围间隙进入脊髓内,使中央管扩大形成空洞。脊髓炎时由于炎症区脱髓鞘、软化、坏死,严重时坏死区有空洞形成。

目前,多数学者认为脊(延)髓空洞症不是单一病因所造成的一个独立病种,而是由多种致病因素造成的综合征。

二、病理

空洞较大时病变节段的脊髓外形可增大,但软膜并不增厚。空洞内有清亮液体填充,其成分多与脑脊液相似。有的空洞内含黄色液体,其蛋白增高,连续切片观察,空洞最常见于颈膨大,常向胸髓扩展,腰髓较少受累。偶见多发空洞,但互不相通。典型的颈膨大空洞多先累及灰质前连合,然后向后角扩展,呈"U"字形分布。可对称或不对称地侵及前角,继而压迫脊髓白质。空洞在各平面的范围可不相同,组织学改变在空洞形成早期,其囊壁常不规则,有退变的神经胶质和神经组织。如空洞形成较久,其周围有胶质增生及肥大星形细胞,形成致密的囊壁(1～2 mm厚。部分有薄层胶原组织包绕)。当空洞与中央管交通时,部分空洞内壁可见室管膜细胞覆盖。

空洞亦可发生在延髓,通常呈纵裂状,有时仅为胶质瘢痕而无空洞。延髓空洞有下列3种类型:①裂隙从第四脑室底部舌下神经核外侧向前侧方伸展,破坏三叉神经脊束核、孤束核及其纤维。②裂隙从第四脑室中缝扩展,累及内侧纵束。③空洞发生在锥体和下橄榄核之间,破坏舌下神经纤维。上述改变以①和②型多见,③型罕见。延髓空洞多为单侧,伸入脑桥者较多,伸入中脑者罕见。延髓空洞尚可侵犯网状结构,第Ⅹ、Ⅺ、Ⅻ脑神经及核,前庭神经下核至内侧纵束的纤维,脊髓丘系及锥体束等。

脑桥空洞常位于顶盖区,可侵犯第Ⅵ、Ⅶ脑神经核和中央顶盖束。

Barnett 等根据脊髓空洞症的病理改变及可能机制,将其分为 4 型,见表 4-1。

表 4-1 脊髓空洞症分型

1.脊髓空洞伴孟氏孔阻塞和中央管扩大
(1)伴Ⅰ型 Chiari 畸形
(2)伴颅后窝囊肿、肿瘤、蛛网膜炎等造成孟氏孔阻塞
2.脊髓空洞不伴孟氏孔阻塞(自发型)
3.继发性脊髓空洞:脊髓肿瘤(常为髓内)、脊髓外伤、脊蛛网膜炎、硬脊膜炎、脊髓压迫致继发性脊髓软化
4.真性脊髓积水,常伴脑积水

三、临床表现

发病年龄通常为 20~30 岁,偶尔发生于儿童期或成年以后,文献中最小年龄为 3 岁,最大为 70 岁。男性与女性比例为 3∶1。

(一)脊髓空洞症

病程进行缓慢,最早出现的症状常呈节段性分布,首先影响上肢。当空洞逐渐扩大时,由于压力或胶质增生的作用,脊髓白质内的长传导束也被累及,在空洞水平以下出现传导束型功能障碍。两个阶段之间可以间隔数年。

1.感觉症状

由于空洞时常始于中央管背侧灰质的一侧或双侧后角底部,最早症状常是单侧的痛觉、温度觉障碍。如病变侵及前连合时可有双侧的手部、臂部尺侧或一部分颈部、胸部的痛、温觉丧失,而触觉及深感觉完整或相对地正常,称为分离性感觉障碍。患者常在手部发生灼伤或刺、割伤后才发现痛、温觉的缺损。以后痛、温觉丧失范围可以扩大到两侧上肢、胸、背部,呈短上衣样分布。如向上影响到三叉丘脑束交叉处,可以造成面部痛、温觉减退或消失,包括角膜反射消失。许多患者在痛、温觉消失区域内有自发性的中枢痛。晚期后柱及脊髓丘脑束也被累及,造成病变水平以下痛、温、触觉及深感觉的感觉异常及不同程度的障碍。

2.运动障碍

前角细胞受累后,手部小肌肉及前臂尺侧肌肉萎缩,软弱无力,且可有肌束颤动,逐渐波及上肢其他肌肉、肩胛肌及一部分肋间肌。腱反射及肌张力减低。以后在空洞水平以下出现锥体束征、肌张力增高及腱反射亢进、腹壁反射消失、Babinskin 征呈阳性。空洞内如果发生出血,病情可突然恶化。空洞如果在腰骶部,则在下肢部位出现上述的运动及感觉症状。

3.营养性障碍及其他症状

关节的痛觉缺失引起关节磨损、萎缩和畸形,关节肿大,活动度增加,运动时有摩擦音而无痛觉,称为夏科(Charcot)关节。在痛觉消失区域,表皮的烫伤及其他损伤可以造成顽固性溃疡及瘢痕形成。如果皮下组织增厚、肿胀及异样发软,伴有局部溃疡及感觉缺失时,甚至指、趾末端发生无痛性坏死、脱失,称为Mervan综合征。颈胸段病变损害交感神经通路时,可产生颈交感神经麻痹(Horner)综合征。病损节段可有出汗功能障碍,出汗过多或出汗减少。晚期可以有神经源性膀胱及大便失禁现象。其他如脊柱侧凸、后突畸形、脊柱裂、弓形足等亦属常见。

(二)延髓空洞症

由于延髓空洞常不对称,症状和体征通常为单侧型。累及疑核可造成吞咽困难及口吃、软腭与咽喉肌无力、悬雍垂偏斜;舌下神经核受影响时造成伸舌偏向患侧,同侧舌肌萎缩伴有肌束颤动;如面神经核被累及时可出现下运动神经元型面瘫;三叉神经下行束受累时造成同侧面部感觉呈中枢型痛、温觉障碍;侵及内侧弓状纤维则出现半身触觉、深感觉缺失;如果前庭小脑通路被阻断可引起眩晕,可能伴有步态不稳及眼球震颤;有时也可能出现其他长传导束征象,但后者常与脊髓空洞症同时存在。

四、辅助检查

(一)腰椎穿刺及奎肯试验

腰椎穿刺及奎肯试验一般无异常发现。如空洞较大则偶可导致脊腔部分梗阻引起脑脊液蛋白含量增高。

(二)X 线检查

X 线检查可发现骨骼 Charcot 关节、颈枕区畸形及其他畸形。

(三)延迟脊髓 CT 扫描(DMCT)

DMCT 即在蛛网膜下腔注入水溶性阳性造影剂,延迟一定时间,分别在注射后6 小时、12 小时、18 小时和 24 小时再行脊髓 CT 检查,可显示出高密度的空洞影像。

(四)磁共振成像(MRI)

磁共振成像是诊断本病最准确的方法。不仅因为其为无创伤检查,更因其能多平面、分节段获得全椎管轮廓,可在纵、横断面上清楚显示出空洞的位置及大小、累及范围、与脊髓的对应关系等,以及是否合并 Arnol-chiari 畸形,以鉴别空洞是继发性还是原发性,有助于选择手术适应证和设计手术方案。

(五)肌电图

上肢萎缩肌肉有失神经表现,但在麻木的手部,感觉传导速度仍正常,是因病变位于后根神经节的近端之故。

五、诊断与鉴别诊断

(一)诊断

成年期发病,起病隐袭,缓慢发展,临床表现为节段性分布的分离性感觉障碍,手部和上肢的肌肉萎缩,以及皮肤和关节的营养障碍。如合并有其他先天性缺陷存在,则不难做出诊断。MRI 检查可确诊。

(二)鉴别诊断

本病须与下列疾病鉴别。

1.脊髓内肿瘤

脊髓内肿瘤可以类似脊髓空洞症,尤其是位于下颈髓时。但肿瘤病变节段短,进展较快,膀胱功能障碍出现较早,而营养性障碍少见,脑脊液蛋白含量增高,可以与本病相区别。对疑难病例可做脊髓造影和 MRI 鉴别之。

2.颈椎骨关节病

颈椎骨关节病可出现手部及上肢的肌肉萎缩,但根痛常见,感觉障碍为呈根性分布而非节段性分布的分离性感觉障碍。可行颈椎摄片,必要时做 CT 和 MRI 检查可明确诊断。

3.肌萎缩性侧索硬化症

肌萎缩性侧索硬化症不容易与脊髓空洞症相混淆,因为它不引起感觉异常或感觉缺失。

4.脑干肿瘤

脊髓空洞症合并延髓空洞症时,需要与脑干肿瘤鉴别。脑干肿瘤好发于5～15 岁儿童,病程较短,开始常为脑桥下段症状而不是延髓症状,临床表现为展神经、三叉神经麻痹,且可有眼球震颤等;其后随肿瘤长大而有更多的脑神经麻痹症状,出现交叉性瘫痪。如双侧脑干肿瘤则出现双侧脑神经麻痹及四肢瘫。疾病后期可出现颅内压力增高等,可与延髓空洞症相鉴别。

5.麻风

虽可有上肢肌萎缩与麻木,但无分离性感觉障碍,所有深浅感觉均消失,且常可摸到粗大的周围神经(如尺神经、桡神经及臂丛神经干),有时可见到躯干上有散在的脱色素斑、手指溃疡等,不难鉴别。

六、治疗

本病目前尚无特殊疗法,可从以下几方面着手。

(一)支持治疗

一般对症处理,如给予镇痛药、B 族维生素、三磷酸腺苷、辅酶 A、肌苷等。痛觉消失者应防止烫伤或冻伤。加强护理,辅助按摩、被动运动、针刺治疗等,防止关节挛缩。

(二)放射治疗

对脊髓病变部位进行照射,可缓解疼痛,可用深部 X 线疗法或放射性核素[131]碘疗法,以后者较好。方法有以下几种。

1.口服法

先用复方碘溶液封闭甲状腺,然后空腹口服钠碘-131 溶液 50~200 μCi,每周服 2 次,总量500 μCi为1 个疗程,2~3 个月后重复疗程。

2.椎管注射法

按常规做腰椎穿刺,取头低位 15°,穿刺针头倾向头部,注射无菌钠碘-131 溶液0.4~1.0 μCi/mL,每15 天1 次,共 3 或 4 次。

(三)手术治疗

对 Chairi 畸形、扁平颅底、第四脑室正中孔闭锁等情况可采用手术矫治。凡空洞/脊髓的比值超过 30%者,有手术指征。手术的目的如下。

(1)纠正伴同存在的颅骨及神经组织畸形。

(2)椎板及枕骨下减压。

(3)对张力性空洞,可行脊髓切开和空洞-蛛网膜下腔分流术或空洞-腹膜腔分流术。

(四)中药治疗

有人采用补肾活血汤加减治疗该病,据报道有效。但至少持续服药 3 个月以上,否则疗效不佳。

七、预后

本病进展缓慢,如能早期治疗,部分患者症状可有不同程度缓解。少数患者可停止进展,迁延数年至数十年无明显进展。部分患者进展至瘫痪而卧床不起,易发生并发症,预后不良。

第三节 脊 髓 损 伤

脊髓损伤是指脊柱骨折或骨折-脱位造成的脊髓或马尾神经受压、毁损,可伴有或不伴有与外界相通的伤道。在脊柱骨折中约有 14% 合并脊髓损伤,但绝大多数为单节段损伤。

由于脊髓损伤主要发生在 30~40 岁的人群中,随着院前急救和急性期救治及护理技术的提高,死亡率由过去的 4.42% 下降至 0.44%,明显地提高了患者的生存率,且大多数患者的寿命与正常人差不多。我国脊柱脊髓损伤人数每年以 12 万的速度剧增,脊髓损伤的人数已突破了 100 万,全球已突破了 300 万。因此脊髓损伤患者一般要承受近 40 年的残疾生涯,给社会增加了终身残疾者的人数,这无疑给社会和家庭带来了沉重的负担。

一、病因

脊髓损伤的原因随着时代和社会的发展而不同,过去以战伤、工矿事故为多,近年来则以交通事故、工农业劳动工伤事故急剧增加,而运动外伤及日常生活中的损伤也逐渐增加。据统计,致脊髓损伤的诸多原因中交通事故居于首位,其中,美国为 56%,澳大利亚为 50%,加拿大为 43%,日本为 42%。在体育事故中,澳大利亚为 18%,加拿大为 17%,日本为 4%,这些事故以跳水、游泳为多。

我国缺乏准确的脊髓损伤致伤原因的统计学数据,在交通事故中以自行车伤为主,随着私家汽车的逐年增多,交通事故伤亦相应增加。据上海市松江区的报告,交通伤者占 30.1%,建筑伤(高处坠落伤)居第 2 位,为 18.3%;工厂事故为 15%;农村事故为 5.8%;而在北京及无锡市,高处坠落伤高达 36.1%。我国高处坠落伤多为建筑行业,这与施工人员缺乏安全意识或违规操作有关。另外,电梯失控坠落伤,农村山区从果树、农用车、马车、牛车上坠下者常造成本类损伤。

我国的工矿灾害事故中,以开采小煤窑的倒塌砸伤致严重脊髓损伤,在某些地区尤为突出;在隧道施工中也常有坑道倒塌而致脊髓损伤者。

随着我国人口老龄化的增加,跌倒导致脊髓损伤也常有发生。全民体育运动的开展,使体育外伤增加,多发生于青少年,几乎均为颈髓损伤,后果十分严重。据新近统计,跳水事故伤者达 21.6%;滑雪占 13.4%;橄榄球为 12.7%;跳伞、悬吊滑翔为 7.0%;柔道、摔跤等占 6.5%;体操为 5.9%;其他占 32.8%。而刀砍伤、民用枪弹伤及针灸等致脊髓损伤亦偶有发生。

二、发病率

依据脊髓损伤流行病学调查结果,按照各国国情、年代及调查方法的不同而存在明显的差异。据 Kurtyke、Leclair、Spencer 等报道,脊髓损伤每百万人口年发生率分别为 13~17 人或 50~68 人;有报道北京市脊髓损伤每百万人口年发生率为 60 人。

三、年龄、性别

本病多见于 20~40 岁;近年出现年龄增长倾向。本型伤可发生于轻度外伤性跌倒事故,且多为颈髓损伤。男性多于女性。据胡光宇统计,男性占 76.47%,女性为 23.53%。

四、损伤部位

影响脊髓损伤类型的因素:外力的强度、方向;外力的作用点;受伤时身体的姿势;不同节段的解剖和生物力学特点。

(1)钝力所致的脊髓损伤多发生于下位颈髓及胸、腰髓移行部。

(2)下位颈髓伤可引起四肢瘫;胸髓以下的脊髓损伤则出现截瘫。

(3)重度外伤(交通伤、坠落伤、砸伤等)所致的脊髓损伤,多见于胸、腰髓移行部。

(4)轻度伤(跌倒等)多见于高龄者,可引起颈髓损伤而出现四肢瘫痪。

(5)体育运动所致的脊髓损伤多为青壮年,常为颈髓损伤性四肢瘫痪。

五、病理

脊髓损伤按发病机制可以分为原发性脊髓损伤、继发性脊髓损伤。

(一)原发性脊髓损伤

1.脊髓震荡

脊髓震荡是暂时(数小时内)的脊髓功能障碍,大体和镜下均无明显病理改变。

2.脊髓挫裂伤

脊髓挫裂伤是由于神经元组分的机械性裂伤、挫伤(快速短暂性挤压)、横断伤或牵拉伤而引起。肉眼可见点、片状出血、水肿、碎裂、坏死。最显著部位是中央灰质,累及 1~3 个节段。镜下可见:微血管破裂,红细胞逸出,神经细胞肿胀、淡染、尼氏体消失、细胞呈空泡状或崩解;神经轴索与髓鞘之间间隙增大,髓鞘板层分离,髓鞘断裂,轴索裸露。完全性损伤与不完全性损伤的病理改变有质和量的不同,前者由中心区大片状出血扩展到白质,由中央灰质坏死发展为全脊髓坏死;后者主要为点状出血,少数神经细胞退变、崩解及少数轴索退变,不发生中央坏死。

3.脊髓压迫伤

脊髓压迫伤常见的是移位的骨折片、椎间盘、韧带挤压或穿入脊髓。动物试验观察到脊髓长时间受压会导致灰质出现空泡与空腔。而出血不严重者,空洞周围有纤维组织形成和吞噬细胞浸润。脊髓轻度受压者,在病理形态学方面多无明显改变。

(二)继发性脊髓损伤

Toscano 发现脊髓损伤患者中 25% 伤后症状逐渐加重,完全性损伤者,伤后 1~2 天之内也多见损伤平面上升 1~2 节段,提示有继发性损伤。脊髓继发性损伤是由于脊髓对原发性或缺血性损伤的反应而引起的,缺血或血流受阻也会导致脊髓损伤。缺血的原因可能是血管阻塞,或者其他原因使动脉灌注受阻、脊髓压迫、水肿或其他原因增加了组织内压,从而抵消了脊髓的灌注压等导致的静脉压增高,导致进一步的组织损坏,包括炎症、缺血、水肿、自由基介导的细胞损坏、血-脑屏障受损、脑脊液流动受阻等。这些因素能够继续引起组织损伤、坏死、致程序性细胞死亡(细胞凋亡)、脱髓鞘和变性。在慢性期脊髓损伤也会发生继发损伤,包括脊髓束缚及由于脑脊液慢性分流至中央管而形成的脊髓空洞。

脊髓继发性损伤虽然发展很快,但并非伤后立即发生,可能会延迟至数分钟到数小时,因此,应设法尽早阻断并保护尚未受损的白质(传导束),进而保护残留的神经功能。

六、临床表现

(一)临床表现

脊髓损伤患者伤后立即出现损伤平面以下运动、感觉和括约肌功能障碍,脊柱骨折的部位可有后突畸形,伴有颅脑外伤,常有意识障碍,伴发胸腹脏器伤或骨盆骨折者,多有休克等症状。

(二)损伤分型

1.脊髓震荡

脊髓震荡表现为不完全性神经功能障碍,持续数分钟至数小时恢复正常。

2.脊髓休克

损伤平面以下感觉完全消失,肢体弛缓性瘫痪、尿潴留、大便失禁、生理反射消失、病理反射阴性。这是损伤水平以下脊髓失去高级中枢控制的结果。一般24小时后开始恢复,如出现反射,但完全度过休克期需2~4周。

3.完全性损伤

有一个脊髓平面存在,表现肌张力增高,腱反射亢进,出现病理反射,损伤平面以下无自主运动,感觉完全消失。

4.不完全性损伤

患者可在伤后立即出现运动、感觉和括约肌功能部分丧失,病理征为阳性。因为 S_4 和 S_5 是脊髓最低段,它们是支配肛门的,故"不完全性"损伤必然会有肛周感觉缺失,且不能自主收缩肛门括约肌。

5.特殊类型的不全性损伤

患者可表现为 Brown-Sequard 综合征、脊髓前部综合征或脊髓中央损伤综合征。

美国脊髓损伤协会(ASIA)将完全性损伤定义为最低的骶段感觉或运动功能缺失。不完全性损伤的定义是神经平面下运动功能或感觉保留,包括最低的骶段(骶残留)。累及颈段神经功能丧失的损伤会导致四肢瘫痪,而累及以下节段的会导致截瘫。美国国家脊髓损伤数据库显示,不完全性的四肢瘫占34.1%、完全性的截瘫占23.0%、完全性的四肢瘫占18.3%、不完全性的截瘫占18.5%,约有不到1%能完全恢复神经功能。

(三)体格检查

一般情况下在第一天进行的神经学检查不是太可靠,所以在受伤后第3天左右,医师应对伤员进行全面的神经学检查,以判断损伤的严重程度,预测可恢复程度。须留意多达四分之一的颈段脊髓伤的伤员可能合并头部损伤,胸、腰段脊髓损伤可能合并胸、腹部、骨盆、四肢多发伤。因之医师对伤病员应行全面的体格检查,防止漏诊。

ASIA 评分是医师常用的标准性诊断工具。运动评分(100 分)为身体每侧

10 个关键肌评分之总和。肌肉的评分为 0～5 级(0＝完全瘫痪,1＝可触及或可见肌收缩,2＝在无地心引力下进行全关节范围的主动活动,3＝对抗地心引力进行全关节范围的主动活动,4＝在中度抗阻下进行全关节范围的主动活动,5＝可完全抗阻进行全关节范围的正常活动)。两个感觉评分是通过评定每个皮节对针刺和触觉的 0～2 分级(0＝无感觉,1＝感觉异常,2＝正常)而获得。

ASIA 评分和分类并没有评价脊髓损伤的其他神经学缺损,例如:除了感觉缺失和瘫痪外,脊髓损伤还可能影响许多自主神经功能,包括出汗、血管抑制、大小便功能、性功能、呼吸功能、心脏功能和消化功能。此外,慢性期脊髓损伤的伤员还可伴有痉挛和抽搐,或有神经痛(约占 50％)。这些功能部分可以通过医师的观察来评定,如使用脊髓独立性评定量表(SCIM)来进行评分。对于能够行走的不完全性损伤伤员,脊髓损伤行走指数(WISCI)对于行走功能的评定已经得到确认。昆明行走量表(KLS)可用于伤员在康复阶段中行走情况改善的评定。

七、辅助检查

(一)X 线平片

通常应摄正位、侧位和双侧斜位片,宜先摄取侧位片,但需注意勿过度搬动患者。阅片时应重点观察:脊柱的整体对线情况及排列;椎体骨折、脱位的类型;附件有无骨折;椎间隙有无狭窄或增宽。

(二)CT 扫描

行轴位、二维、三维 CT 扫描可显示椎管的形态,有无骨折片突入椎管内,小关节有无交锁;对于合并颅脑、胸、腹部及骨盆等外伤者,须同时行相应部位的 CT 检查。

(三)MRI 扫描

常可作为首选检查的方法,有助于了解脊髓损伤的部位、性质、程度、范围和出血量等。

(四)体感诱发电位检查

脊髓损伤时可借此项检查判断脊髓功能状况。伤后 24 小时检查多不能显示体感诱发电位的改变;伤后即能引出诱发电位,或者经过一段时间能引出异常电位波者,表明为不完全性脊髓损伤;如果证实有脊髓损伤,且经数周连续体感诱发电位检查仍无恢复者,表明为完全性脊髓损伤。缺点:本检查仅反映神经的感觉功能,尚无法评估其运动功能。

八、诊断

脊髓损伤的诊断包括脊髓损伤的平面与程度。要明确脊柱损伤的平面,骨折的类型、脱位程度及脊柱的稳定性。

ASIA 评分将脊髓损伤分为五类。

(一)A 级

完全性损伤,损伤平面以下感觉及运动完全丧失。

(二)B 级

不完全性损伤,损伤平面以下感觉部分保留,运动完全丧失。

(三)C 级

不完全性损伤,损伤平面以下一半以上关键肌肌力小于 3 级,腿无法离开床面。

(四)D 级

不完全性损伤,损伤平面以下一半以上关键肌肌力大于或等于 3 级。

(五)E 级

感觉、运动完全正常。

九、鉴别诊断

(一)椎管内血肿

外伤可引起椎管内血管自发性破裂出血;原有血管畸形、血液病、抗凝治疗等于轻度外伤时可引发出血。在轴位 CT 扫描可见到相应部位有高密度影,采用 MRI 扫描,可以明确血肿的具体部位及大小。

(二)脊髓拴系综合征

当腰背部外伤时可使原有的脊髓拴系综合征患者症状加重,出现双腿无力、行走困难和括约肌功能障碍等。MRI 扫描可以看到圆锥低位、终丝增粗,多伴有脊柱裂、椎管内和/或皮下脂肪瘤。

十、治疗

脊髓损伤的治疗效果部分取决于伤后脊髓轴突存活的数量:功能正常的轴突数量越多,治疗后残疾程度就越低。因此,急性脊髓损伤治疗中一个很重要的问题就是如何样预防脊柱、脊髓的二次损伤。

脊髓损伤治疗的最新原则:早期治疗、复位、固定、脊髓内外减压、细胞移植、预防并发症、神经功能训练与综合康复治疗。

(一)院前急救

据统计,继发于脊柱损伤的神经功能损伤中,25%是搬运不当引起的。应加强脊柱脊髓损伤的急救训练,特别是院前急救的教育。经验提示:搬运脊柱脊髓损伤伤员的正确方法是三人位于伤员的一侧,同时将其水平抬起,放在木板或专用担架上,尽快通过救护车(近途)或直升机(远程)送到专科医院救治。封亚平等研制的专用担架——创伤急救搬运毯,具有携带方便、能迅速按人体塑形、固定牢靠、可在各种复杂条件下进行搬运、并连同搬运毯置于救护车或直升机上,它同时能做 X 线、CT、MRI、B 超等各种检查,避免了搬运途中因患者损伤部位固定不牢或因检查需多次搬运、导致二次伤而加重脊髓损伤程度。

(二)非手术治疗

1.颅骨牵引

颅骨牵引适用于颈椎骨折、脱位或上胸段骨折及脱位的早期治疗,术中多需同步施行。常用 Crutchfield 牵引钳和 Gardner-Wells 牵引弓。开始的牵引重量为每个椎体 1 kg 左右,每 10 分钟增加 2 kg,最多不超过 20 kg。经 X 线片证实复位良好之后,若不需要进一步手术治疗,则以 5～8 kg 之重量维持 1～2 月,待纤维愈合后改用其他支具制动,如领圈、颈托、颈胸支架等,时间约 3 个月。

2.颈胸支架

颈胸支架特别适用于颈段不全损伤者,可使其早期下地活动。也用于颈椎融合术后的外固定。现今国外已广泛应用此法。

3.手法整复

手法整复适用于胸椎骨折和脱位。

4.姿势复位

姿势复位适用于胸腰段脱位,一般需要 2 个月才能使复位稳定。在此期间要定时翻身并维持过伸位。

以上 4 种非手术治疗方法,存在着复位不到位、再次脱位、治疗时间长、可能加重脊髓损伤、患者牵引状态及佩戴外固定架较为痛苦等问题。随着脊柱内固定材料的不断革新及内固定技术的成熟,目前,多主张早期行脊柱骨折、脱位内固定术(如枕-颈融合、侧块、钉棒、前路钢板等内固定术),伤员术后可早期下床活动,大大缩短了患者的住院时间、降低医疗费用及患者长时间卧床不起所带来

<<<

的痛苦和并发症。

(三)药物治疗

(1)有研究者提出:甲泼尼龙(MP)须在伤后 3～8 小时内给药,第 1 小时的 15 分钟内 1 次性静脉注射 MP 30 mg/kg 作为冲击剂量,间隔 45 分钟后,按 5.4 mg/(kg·h)维持 23 小时。超过伤后 8 小时给药无效或可能有害。由于高剂量持续的糖皮质激素疗法可能引发并发症,如无菌性关节坏死,因此治疗应限于 24～48 小时之内。

(2)甘露醇、β-七叶皂苷钠、呋塞米等脱水药物可减轻脊髓水肿,宜早期使用。

(3)GM-1、神经生长因子临床应用亦有一定的疗效。

(四)高压氧和局部低温疗法

高压氧治疗可以提高血氧分压,改善脊髓缺血状况;局部低温可以降低损伤部位的代谢,减少耗氧。可以采用开放或闭合式,硬脊膜外或硬脊膜下冷却液灌洗,温度为 5～15 ℃。

(五)手术治疗

1.手术目的

对于脊柱骨折或滑脱进行复位固定,以恢复脊柱的稳定性;行骨性减压用以恢复椎管的容积;髓内外减压,解除对脊髓的压迫,减少脊髓的二次损伤,尽可能地保留脊髓的残存神经功能。

2.手术方式

根据脊柱骨折、滑脱的节段、脊髓受压的部位不同而采用后路、前路或前、后联合入路行钉棒、侧块螺钉棒、钢板等复位、内固定术,对胸、腰椎伤椎椎弓根置钉,可以达到椎体骨折即刻复位效果,避免出现断钉、断棒、螺钉松动及后凸畸形等并发症。脊髓损伤完全横断很少见,应结合 CT、MRI 检查情况,在对脊髓行骨性减压的同时,也要行髓内减压,于显微镜下清除髓内骨折片、血肿及液化、坏死组织,由于早期脊髓挫伤与正常脊髓分界不清,髓内减压宜适可而止,只要达到脊髓减压效果即可。对于脊髓完全横断伤者,瘫痪已成定局,手术以脊柱骨折、滑脱复位固定及防止脊髓损伤平面不上升为目的。

3.手术时间窗

有关手术时间问题目前还存在较大争议,大多数学者认为进行性神经损伤是急诊手术的指征。Baron 指出对神经功能正常的不稳定型脊柱损伤者,或有进行性神经损伤症状加重者,应尽早于伤后 6～8 小时行开放性减压和内固定手术。Duh 的研究表明,伤后 24 小时以内施行手术可减少并发症的发生,损伤 8 小时以内进行者效果最佳;同时显示,为避免由于脊髓水肿而导致的脊髓损伤,手术应在 24 小时或 1 周后进行。大量的相关临床研究证明:对不完全性脊髓损伤者在晚期行减压术同样有助于神经功能的恢复,但以早期减压效果较好。多中心的研究表明,创伤后手术时机选择在 25 小时以内,或 25～200 小时及 200 小时以后,对神经功能的恢复均无明显的影响。对于采取后路手术者,以伤后 2 周内实施手术为宜。关于早期髓内减压也有争议,有研究者从 2006 年 1 月开始对脊髓损伤早期(3 天内)行骨折、脱位内固定及髓内外减压术近 3 000 例,术后无 1 例出现神经损伤症状,疗效优于传统的治疗方法;并认为手术越早越好,脊髓挫裂伤髓内减压十分必要,如同脑挫裂伤合并脑内血肿、四肢筋膜间隙综合征需要切开减压一样重要。美国研究者通过动物试验证实:对脊髓损伤的早期进行髓内外减压术,可以保护脊髓损伤残存的白质纤维。对于 C_5 以上完全性脊髓损伤合并呼吸肌麻痹、咳嗽反射减弱或消失者,应常规施行气管切开术。

(六)细胞移植

应用具有生长和分化能力的细胞移植物来补充伤区细胞成分和神经营养因子,填充胶质囊腔,在伤区形成桥接,引导轴突的修复,促进神经再生,这就是细胞移植策略。目前应用到脊髓损伤的细胞移植物包括胚胎干细胞(ESC),骨髓间充质干细胞(BMSC)、基因转染的成纤维细胞、施万细胞(SC)、嗅鞘细胞(OEC)、脐带血干细胞,以及多种细胞联合应用等。

有关脊髓再生障碍问题:脊髓损伤研究表明,治疗必须针对再生的 3 大障碍:第一是损伤部位对轴突生长的不良环境;第二是再生需要的时间很长;第三则为脊髓的髓质或白质中的某几种分子会产生抑制作用。其中,特别是一种叫做 Nogo 的分子,如果阻断 Nogo 或者其受体,便能够刺激神经再生。另一种重要的分子是软骨素-6-硫酸蛋白聚糖(CSPG)。在脊髓损伤的动物研究中显示用软骨素酶分解 CSPG,能够刺激脊髓神经纤维再生。

(七)基因治疗

基因治疗脊髓损伤的基本原理就是利用转基因技术,将某种特定的目的基因(重组 DNA)转移到体内,使其在体内表达的基因产物发挥其生物活性,创造合适的微环境以促进神经再生。基因治疗包括体内法和体外法,目前目的基因主要是神经营养因子基因族,包括神经生长因子(NGF)、脑源性神经营养因子

(BDNF)、神经营养素(NT),以及睫状神经营养因子(CNTF)等。载体主要分为两大类,即病毒载体和非病毒载体。目前常用的病毒载体主要有腺病毒、逆转录病毒、腺相关病毒和单纯疱疹病毒等多类。

目前有关基因治疗尚处在探索阶段,仍有不少问题有待解决,例如:中枢神经系统存在的排斥反应;移植细胞在宿主体内尚不能长期存活;遗传修饰细胞移植后转基因表达可能会随着时间的延长而下降,并失去治疗作用。此外,外源性基因针对特定组织的特异导向问题及外源性基因的致癌作用也不容忽视;再就是安全性问题和体细胞基因治疗在技术上还存在一定程度的难度。

(八)早期康复训练

1.被动康复训练

术后卧床早期被动康复运动(如推拿、按摩、针灸、关节活动仪、四肢气压治疗等),不仅能降低压疮和血栓性静脉炎的发生率,而且还有利于功能恢复。

2.主动康复训练

患者术后13天即可穿减负背心行主动康复训练,如上肢训练、下肢训练、步行训练、生活能力训练和水疗等。解放军昆明总医院制订的昆明行走量表可用于患者的步行康复训练及康复评定,该方法简单、实用、易掌握,已在国际上推广应用。

3.电流刺激

神经系统是通过生物电传导和整合等方来传递信息并作出反应的。动物试验表明,伤区局部电流刺激可以促进并引导神经纤维的再生长。

康复锻炼对于脊髓损伤功能恢复及预防各种并发症非常重要,可以促进脊髓残存神经功能、预防肌肉萎缩、足下垂、深静脉血栓、褥疮、肺部及泌尿系统感染等。因此,重视对脊髓损伤康复期训练的标准化是必要的。

(九)并发症及处理

1.自主神经功能紊乱

急性颈髓损伤后,交感神经的活动受到抑制或者消失,由于副交感神经(迷走神经)的活动没有受到抑制,机体的主要表现:痰液增多,心率减慢,血压下降。

处理:山莨菪碱 20 mg 加入 500 mL 生理盐水(0.04 g/L)中连续静脉滴注,滴速:成人为11~15滴/分,儿童根据体表面积比调整速度。治疗后显示:心率明显加快并逐渐达到正常,平均动脉压有升高,痰液减少,血氧饱和度上升。

2.低钠血症

低钠血症为一严重且常见的并发症,其发生率为 45%~100%;伤后出现时间为

6.4～8.9天,术后出现最低水平时间:8.7～17.3天,血钠于最低值至开始回升时间为(21.8±10.2)天,出现低钠血症至消失时间为(30.4±6.0)天。低钠血症发生的因素包括颈髓损伤平面的感染,泌尿系统、消化系统、呼吸系统感染等,合并感染发生率为77.68%。其他原因:呼吸机及药物(脱水剂,利尿剂)的使用等。

处理:抗利尿激素分泌异常综合征,精制尿素口服30 mg/d;脑耗盐综合征,氟氢可的松成人0.1～0.2 mg,分2次口服。上述两种症状可使用该疗法。尿素加生理盐水可用于治疗原因不明的低钠血症,它安全有效,无不良反应,优于限液疗法。

3.呼吸困难、肺部感染

C_4以上脊髓损伤者,可出现呼吸肌麻痹,咳嗽反射减弱或消失,排痰不畅,容易并发肺部感染。早期需行气管切开术,纤维支气管镜吸痰和雾化吸入。对于呼吸困难者,采用呼吸机辅助呼吸。

4.尿路感染

留置导尿管,导尿管每周更换1次,并进行膀胱冲洗。

5.深静脉血栓形成

据统计,16.3%伤员有明显的临床症状,而通过B超及静脉造影等检查发现者占79%。预防措施主要是活动下肢,应用抗血栓长袜等。一旦出现深静脉血栓,需采用抗凝治疗。应警惕深静脉血栓脱落致心、肺、脑血管栓塞,这可导致猝死。

(十)预后

高位完全截瘫者死亡率为49.0%～68.8%。死亡原因主要是呼吸衰竭、呼吸道梗阻或肺部感染。

脊髓损伤的恢复程度主要取决于受损脊髓的严重程度和治疗水平。脊髓完全横断者较为少见,多因重物砸伤、脊柱严重脱位而引起,其神经功能难以恢复。马尾神经受压经手术解除后恢复较好。对完全性截瘫者的脊柱骨折脱位采用闭合复位,其功能有10%可获得恢复,采用手术方法治疗有10%～24%能恢复;对不完全性截瘫者,经治疗后神经功能的恢复率为80%～95%。

第四节　腰椎间盘突出症

腰椎间盘突出症又称腰椎间盘纤维环破裂症,是指腰椎间盘发生退行性变,或外力作用导致椎间盘内外应力失衡,使椎间盘之纤维环破裂,髓核突出于纤维环之外,压迫脊髓(圆锥)、马尾、血管或神经根而产生的腰腿痛综合征。

腰椎间盘突出症的主要临床症状是腰腿痛,即是腰痛并伴有单侧或双侧下肢放射性痛。腰椎间盘突出症好发于 20~40 岁青壮年人,男性多于女性。下腰椎椎间盘突出最多见,占腰椎间盘突出的 90% 以上,其中又以 $L_{4\sim5}$ 椎间盘突出最为多见,约占全部腰椎间盘突出症的 60%。

一、病因病理

腰椎间盘连接相邻两个腰椎椎体之间,椎间盘的外周有坚韧而富于弹性的纤维软骨构成的纤维环,中心部位为乳白色凝胶状、含水丰富而富于弹性的髓核组织,其上、下各有一层透明软骨构成的薄层软骨板。纤维环及软骨板的前部因为有前纵韧带的附着而增强,但纤维环的后部及后外侧较为薄弱,且与后纵韧带的附着也较为疏松。使其成为椎间盘结构上的薄弱环节。髓核组织在幼年是呈半液状的胶冻样,随着年龄的增长,髓核的含水量逐渐减少,而其内的纤维细胞、软骨细胞和无定形物质逐渐增加,髓核逐渐变成颗粒状脆弱易碎的退变组织。成人腰椎间盘无血管供应,其营养来源主要依靠椎体血管与组织液渗透,营养供给差,自身修复能力极低。此外,椎间盘形成椎体间的一个类似气垫结构的微动关节,具有吸收椎体间震荡力,缓解脊柱纵向震动及通过自身形变参与脊柱的旋转、前屈、后伸、侧屈等运动方式。因此,椎间盘压应力大,而且活动多,容易受伤及劳损退变。在腰椎间盘退变的基础上,由于腰椎压应力大,或腰椎在不良姿势下活动,或准备不充分的情况下搬重物,或猝倒臀部着地等,纤维环破裂,髓核在压应力下突出于纤维环之外,压迫神经根等而产生临床症状。因为发病前多有明显的椎间盘退变,很多患者也可能在打喷嚏、咳嗽等轻微外力作用下发病或无明显外力作用下发病。腰椎间盘突出症可分如下类型。

(1)腰椎间盘突出:根据突出之椎间盘髓核的位置方向可分为中央型、后外侧型、极外侧型。中央型椎间盘突出从后纵韧带处突出,可能穿破后纵韧带,位于硬膜囊的前方,主要压迫马尾神经,也可压迫单侧或双侧神经根;后外侧型突出之髓核位于后纵韧带外侧椎间孔附近,压迫单侧神经根或马尾神经及血管;极外侧型髓核从椎间孔或其外侧突出,压迫单侧神经根。

(2)根据突出之髓核与神经根的关节分为肩上型、肩前型、腋下型。此分型将神经根与硬膜囊的关系比作稍外展的上肢与躯干的关系,如突出之髓核位于神经根上方,则为肩上型,位于神经根前方则为肩前型,位于神经根内下方则为腋下型。

(3)根据椎间盘的破损程度病理情况由轻至重可分为纤维环呈环状膨出、纤维环局限性膨出、椎间盘突出型、椎间盘脱出型、游离型椎间盘五种类型。

二、临床表现

(一)症状

1.腰痛和放射性下肢痛

其特点:持续性腰背部钝痛;疼痛与体位、活动有明显关系,平卧位减轻,站立加剧;疼痛与腹压有关;下肢痛沿神经根分布区放射,故又称根性放射痛。

2.肢体麻木

肢体麻木主要是脊神经根内的本体感觉和触觉纤维受刺激之故,其范围取决于受累神经根。

3.跛行

跛行主要原因是在髓核突出情况下,可出现继发性腰椎椎管狭窄症。

4.肢体发凉

由于椎管内交感神经纤维受刺激,引起血管收缩,尤以足趾明显。

5.肌肉麻痹

由于神经根严重受压致使所支配肌肉出现程度不同的麻痹。

6.马尾神经症状

马尾神经症状可见于中央型髓核突出者,表现为会阴部麻木、刺痛,排便及排尿障碍,勃起功能障碍及双下肢坐骨神经受累症状。严重者可出现大、小便失控及双下肢不全性瘫痪等症状。

(二)体征

1.腰部僵硬或畸形

腰部生理前凸减小或消失,甚至表现为反曲,腰前屈活动时诱发或加重腰腿痛症状。部分患者表现为腰椎向一侧侧弯。腰椎侧弯可以弯向患侧,也可弯向健侧,是身体的保护性姿势。一般而言,当突出之椎间盘位于受压神经根内下方时(腋下型),腰椎向患侧弯曲;而突出之椎间盘位于受压神经外上方时(肩上型),腰椎弯向健侧。同时,所有腰椎间盘突出症患者均可表现为腰部肌肉僵硬痉挛,以患侧为重。

2.腰椎活动范围受限

急性期患者因腰部肌肉痉挛紧张,而出现腰椎各方向活动受限,前屈受限尤为明显。慢性期主要表现为腰椎前屈和侧屈活动受限为主,如被动弯腰时腰腿痛加剧。

3.压痛、叩击痛与放射痛

在病变节段腰椎间棘突旁开 1～2 cm 处常有固定压痛,检查时可能因肌肉痉挛疼痛而多广泛压痛,但在病变节段间隙有一个固定不移且最明显的压痛点。叩击病变部位也会再现疼痛。同时,压痛及叩击痛可以向患肢后侧沿大腿向下达足跟或足底出现放射痛。

4.直腿抬高试验及加强试验阳性

正常人下肢直腿抬高可达 70°以上无明显下肢后侧疼痛。腰椎间盘突出症患者直腿抬高常低于 60°。加强试验是在直腿抬高出现下肢后侧放射痛后,稍放低下肢至刚好不出现下肢后侧疼痛,然后背伸患者踝关节,引出下肢后侧疼痛者为阳性。另外,有部分患者,在健肢直腿抬高时可引出患侧下肢后侧放射痛,提示巨大的中央型或腋下型椎间盘突出。

5.股神经牵拉试验阳性

患者俯卧位,出现腹股沟以下及大腿前侧疼痛者为阳性。椎间盘突出。屈膝使足跟靠近臀部,然后使髋关节后伸,此为股神经受压迫的征象,多见于 $L_{2\sim3}$ 椎间盘突出。

6.屈颈试验阳性

患者平卧位,双下肢伸直,使其颈部被动屈曲,下颌向胸骨靠拢,出现下肢后侧疼痛者为阳性。其机制为通过屈颈使硬膜囊向近侧滑动,在病变部位出现神经根紧张。

7.仰卧挺腹试验阳性

患者仰卧位,双手放于腹部或身体两侧,以头枕部和双足跟为着力点,将腹部及骨盆用力向上挺起,出现腰痛或患侧下肢放射痛为阳性。

8.腱反射异常

$L_{2\sim3}$ 椎间盘突出常出现患侧膝腱反射减弱或消失,L_5 和 S_1 椎间盘突出侧常出现跟腱反射减弱或消失。若腱反射消失,说明病程长或神经根受压严重。

9.皮肤感觉减退

依椎间盘突出的水平,压迫不同的神经根,可能出现不同部位的皮肤感觉减退。一般而言,L_3 神经根受压,大腿前侧及膝前内侧皮肤感觉减退;L_4 神经根受压,小腿前内侧及足内侧缘皮肤感觉减退;L_5 神经根受压,小腿前外侧及足背皮肤感觉减退;骶神经受压,小腿后侧、足底及足外侧缘皮肤感觉减退。

10.肌力减退及肌肉萎缩

股神经受累,股四头肌肌力下降或萎缩,为 L_3 神经根损害;L_4 神经根损害,姆长伸肌肌力下降;L_5 神经根损害,踝背伸肌力下降;S_1 神经根损害,姆长屈肌及小腿三头肌肌力下降或肌肉萎缩。

三、影像学及实验室检查

(一)X 线检查

腰椎 X 线片可显示腰椎生理前凸减小或消失甚至反曲,腰椎侧弯,椎间隙减小等;此外,还可见到关节骨质增生硬化,要注意有无骨质破坏或腰椎滑脱等。

(二)CT 检查

CT 检查可显示在椎间隙,有高密度影突出椎体边缘范围之外,还可以显示对硬膜囊、神经根的压迫;见到关节突关节增生、内聚等关节退变表现。

(三)MRI 检查

MRI 检查可从矢状位、横断面及冠状面显示椎间盘呈低信号,并突出于椎体之外,还可显示硬膜外脂肪减少或消失,黄韧带增生增厚等。

(四)腰椎管造影检查

腰椎管造影检查是诊断腰椎间盘突出症的有效方法,可显示硬膜囊受压呈充盈缺损,多节段椎间盘突出显示"洗衣板征"。但因属有创检查,现已渐被 MRI 取代。

四、诊断与鉴别诊断

(一)诊断要点

1.症状
腰痛和放射性下肢痛。

2.体征
患者有坐骨神经受压的体征。

3.影像学检查
患者有明显的腰椎间盘突出,且突出的节段、位置与上述症状体征相符。

(二)鉴别诊断

1.急性腰扭伤
患者有明确的腰部受伤史,以腰痛及活动困难为主,部分患者可伴有臀部及大腿后部疼痛。临床检查可见腰部肌肉紧张,多处压痛,腰部活动受限以屈伸及旋转活动受限为主。直腿抬高试验多正常,没有下肢的定位感觉障碍及肌力下降。X线检查可见到生理前凸减小、轻度侧弯等,CT、MRI检查多无明显阳性发现。休息或保守治疗后疼痛缓解。

2.腰椎管狭窄症

本病多为中老年患者,病程较长,其临床特点可概括为:间歇性跛行、症状重体征轻、弯腰不痛伸腰痛。X线检查可见到骨质退变增生,椎间关节增生硬化,椎体边缘骨质增生。骨性椎管狭窄多见于发育性椎管狭窄患者,椎管矢状径小于11 mm,大多数为退变性狭窄,骨性椎管大小可能正常。CT及MRI检查可见腰椎管狭窄。

3.梨状肌综合征

因梨状肌的损伤、炎症或挛缩变性,致坐骨神经在梨状肌处受压。主要表现为臀部及腿痛,多单侧发病,查体腰部正常,压痛点局限在臀部"环跳穴"附近,梨状肌紧张试验阳性,直腿抬高试验及加强试验多阴性。

五、治疗

(一)非手术治疗

1.卧床休息

对于所有明确腰椎间盘突出症的患者,均应卧硬板床休息,尤其是初次发病时。

2.腰椎推拿按摩治疗

腰椎推拿按摩治疗常与腰椎牵引配合应用,可以在非麻醉下施行手法或配合硬膜外麻醉后推拿,主要手法有按摩法、按压法、斜扳法、旋转复位法、摇滚法等。

3.对症处理

可用吲哚美辛、布洛芬等NSAID药物内服,以消炎止痛。对于慢性期患者,可行神经根封闭、椎管内注药等治疗。

4.功能锻炼

急性期休息、慢性期或缓解期主要进行腰背伸肌肉锻炼,可用飞燕点水式、五点支撑、三点支撑、四点支撑等锻炼,平时久坐久站可用腰围保护等。

(二)手术治疗

对于经过6个月以上系统非手术治疗无效;症状加重影响工作生活,出现麻木、肌肉萎缩,或马尾神经综合征,或巨大的中央型椎间盘突出,应考虑行手术治疗。手术方式可以是椎板开窗减压髓核摘除术、经皮髓核摘除术,或半椎板减压髓核切除术,以及全椎板减压椎间盘切除植骨融合内固定术等。内固定及融合的指征主要有:急性腰椎间盘突出合并长期迁延而显著的背痛;退变性腰椎间盘突出,局限于1~2个节段,合并有显著的背痛;减压术后合并腰椎不稳;椎间盘病变合并神经弓发育缺陷;临床与影像学检查显示显著的节段不稳。

第五章

神经外科疾病的护理

第一节 面肌痉挛

面肌痉挛是指以一侧面神经所支配的肌群不自主地、阵发性、无痛性抽搐为特征的慢性疾病。抽搐多起于眼轮匝肌,临床表现:从一侧眼轮匝肌很少的收缩开始,缓慢由上向下扩展到半侧面肌,严重可累及颈肩部肌群。抽搐为阵发性、不自主痉挛,不能控制,情绪紧张、过度疲劳可诱发或加重病情。开始抽搐较轻,持续仅几秒,之后抽搐逐渐延长至几分钟,频率增多,严重者致同侧眼不能睁开,口角向同侧歪斜,严重影响身心健康。女性患者多见,左侧多见,通常在青少年出现,神经外科常用手术方法为微血管减压术(MVD)。

一、护理措施

(一)术前护理

1.心理护理

充分休息,减轻心理负担,消除心理焦虑,并向患者介绍疾病知识、治疗方法及术后患者的康复情况,以及术后可能出现的不适和应对办法,使患者对手术做好充分的准备。

2.饮食护理

营养均衡,可进食高蛋白、低脂肪、易消化食物。

3.术前常规护理

选择性备皮(即术侧耳后向上、向下、向后各备皮约 5 cm,尤适用于长发女性,可以很好地降低因外貌改变造成的不良心理应激)、配血、灌肠、禁食、禁水。

(二)术后护理

(1)密切观察生命体征、意识、瞳孔变化。

(2)观察有无继发性出血。

(3)保持呼吸道通畅,如有恶心、呕吐,去枕头偏向一侧,以及时清除分泌物,避免吸入性肺炎。

(4)饮食:麻醉清醒 4 小时后且不伴恶心、呕吐,由护士亲自喂第一口水,观察有无呛咳,防止误吸。术后第一天可进流质饮食,渐过渡至正常饮食。鼓励营养均衡,并适当摄取汤类食物,多饮水,以缓解低颅内压症状。

(5)体位:去枕平卧 4～6 小时,患者无头晕、恶心、呕吐等不适主诉,在主管医师协助下给患者垫薄软枕或毛巾垫。如术后头晕、恶心等明显低颅内压症状,要遵医嘱去枕平卧 1～2 天。术后 2～3 天可缓慢坐起,如头晕不适,立即平卧,反复锻炼至症状消失,在他人搀扶下可下床活动,注意避免跌倒。

(6)观察有无颅内感染、切口感染。观察伤口敷料,监测体温 4 次/天,了解有无头痛、恶心等不适主诉。

(7)手术效果观察:评估术后抽搐时间、强度、频率。部分患者术后面肌痉挛会立即消失,部分患者需要营养受损的神经,一段时间后可消失。

(8)对患者进行健康宣教,告知完全恢复需要 3 个月时间,加强护患配合。

(9)术后并发症护理。①低颅内压反应:因术中为充分暴露手术视野需放出部分脑脊液,所以导致低颅内压。术后根据情况去枕平卧 1～3 天,如恶心、呕吐,头偏向一侧,防止误吸。每天补液 1 500～2 000 mL,并鼓励患者多进水、汤类食物,促进脑脊液分泌。鼓励床上活动下肢,防止静脉血栓形成。②脑神经受累:因手术中脑神经根受损可致面部感觉麻木,不完全面瘫。不完全面瘫者注意口腔和眼部卫生,眼睑闭合不全者予抗生素软膏涂抹,饭后及时清理口腔,遵医嘱给予营养神经药物,并做好细致解释,健康指导。③听力下降:因术中损失相邻的听神经,所以导致同侧听力减退或耳聋。密切观察,耐心倾听不适主诉,以及时发现异常。遵医嘱使用营养神经药物,并注意避免使用损害听力的药物,保持安静,避免噪声。

(三)健康指导

(1)避免情绪激动,去除不安、恐惧、愤怒、忧虑等不利因素,保持心情舒畅。

(2)饮食清淡,多吃含水分、含纤维素多的食物;多食蔬菜、水果。忌烟、酒及辛辣刺激性强的食物。

(3)定期复查病情。

二、主要护理问题

(1)知识缺乏:与缺乏面肌痉挛相关疾病知识有关。

(2)自我形象紊乱：与不自主抽搐有关。

(3)有出血的可能：与手术有关。

(4)有体液不足的危险：与体液丢失过多有关。

(5)有感染的危险：与手术创伤有关。

第二节　颅内压增高

颅内压增高是由于颅内任何一种主要内容物(血液、脑脊液、脑组织)容积增加或者有占位性病变时，其所增加的容积超过代偿限度所致。正常人侧卧位时，测定颅内压(ICP)为 0.8～1.8 kPa(6.0～13.5 mmHg)，＞2.0 kPa(15 mmHg)为颅内压增高，2.0～2.6 kPa(15～20 mmHg)为轻度增高，2.6～5.3 kPa(20～40 mmHg)为中度增高，＞5.3 kPa(＞40 mmHg)为重度增高。

一、病因与发病机制

引起颅内压增高的疾病很多，但发生颅内压增高的主要因素如下。

(一)脑脊液增多

(1)分泌过多，如脉络丛乳头状瘤。

(2)吸收减少：如交通性脑积水，蛛网膜下腔出血后引起蛛网膜粘连。

(3)循环交通受阻：如脑室及脑中线部位的肿瘤引起的梗阻性脑积水或先天性脑畸形。

(二)脑血液增多

(1)脑外伤后＜24 小时的脑血管扩张、充血，以及呼吸道梗阻，呼吸中枢衰竭引起的二氧化碳蓄积，高碳酸血症和丘脑下部、鞍区或脑干部位手术，使自主神经中枢或血管运动中枢受刺激引起的脑血管扩张充血。

(2)颅内静脉回流受阻。

(3)出血。

(三)脑容积增加

正常情况下颅内容积除颅内容物体积外有 8%～10%的缓冲体积即代偿容积。因此颅内容积很大，但代偿调节作用很小。常见脑水肿如下。①血管源性脑水肿：多见于颅脑损伤、脑肿瘤、脑手术后。②细胞毒性脑水肿：多见于低氧血症,高碳酸血症,脑缺血和缺氧。③渗透性脑水肿:常见于严重电解质紊乱(Na^+丢失)渗透压降低,水中毒。

（四）颅内占位病变

常见于颅内血肿,颅内肿瘤,脑脓肿和脑寄生虫等。

二、临床表现

（一）头痛

头痛是颅内压增高最常见的症状,有时是唯一的症状。可呈持续性或间歇性,当用力、咳嗽、负重,早晨清醒时和较剧烈活动时加重,其原因是颅内压增高使脑膜、血管或神经受挤压、牵扯或炎症变化的刺激所致。急性和重度的颅内压增高可引起剧烈的头痛并常伴喷射性呕吐。

（二）恶心呕吐

多数颅内压增高患者都伴有恶心、不思饮食,重度颅内压增高可引起喷射性呕吐,呕吐之后头痛随之缓解,小儿较成人多见,其原因是迷走神经中枢和神经受刺激所引起。

（三）视力障碍和眼底变化

长期颅内压增高,使视神经受压,眼底静脉回流受阻。引起视神经萎缩造成视力下降、模糊和复视,眼底视盘水肿,严重者出现失明和眼底出血。

头痛、恶心呕吐、视盘水肿为颅内压增高的三大主要症状。

（四）意识障碍

意识障碍是反映脑受压的可靠及敏感指标,当大脑皮质、脑干网状结构广泛受压和损害即可出现意识障碍。颅内压增高早期患者可出现烦躁、嗜睡和定向障碍等意识不清的表现,晚期则出现朦胧和昏迷。末期出现深昏迷。梗阻性脑积水所引起的颅内压增高一般无意识障碍。

（五）瞳孔变化

由于颅内压不断增高而引起脑移位,中脑和脑干移位压迫和牵拉动眼神经可引起瞳孔对光反射迟钝。瞳孔不圆,瞳孔忽大忽小,一侧瞳孔逐渐散大,光反射消失;末期出现双侧瞳孔散大、固定。

（六）生命体征变化

颅内压增高,早期一般不会出现生命体征变化,急性或重度的颅内压增高可引起血压增高,脉压增大,呼吸、脉搏减慢综合征。随时有呼吸骤停及生命危险。常见于急性脑损伤患者,而脑肿瘤患者则很少出现血压升高。

(七)癫痫发作

约有 20% 的颅内压增高患者发生癫痫,为局限性癫痫小发作,如口角、单侧上、下肢抽搐,或癫痫大发作,大发作时可引起呼吸道梗阻,加重脑缺氧、脑水肿而加剧颅内压增高。

(八)颅内高压危象(脑疝形成)

1.颞叶钩回疝

幕上肿瘤、水肿、血肿引起急剧的颅内压力增高,挤压颞叶向小脑幕裂孔或下方移位,同时压迫动眼神经、大脑后动脉和中脑,使脑干移位,产生剧烈的头痛、呕吐,血压升高,呼吸、脉搏减慢、不规则。很快进入昏迷,一侧瞳孔散大,光反射消失,对侧肢体偏瘫,去脑强直。此时如未进行及时的降颅压处理则会出现呼吸停止,双侧瞳孔散大、固定、血压下降、心跳停止。

2.枕骨大孔疝

枕骨大孔疝又称小脑扁桃体疝,主要是幕下肿瘤、血肿、水肿致颅内压力增高,挤压小脑扁桃体进入压力偏低的枕骨大孔,压迫延脑和颈 1～2 颈髓,患者出现剧烈头痛、呕吐、呼吸不规则、血压升高、心跳缓慢,随之很快出现昏迷、瞳孔缩小或散大、固定、呼吸停止。

三、护理

(一)护理目标

(1)了解引起颅内压增高的原因,以及时对症处理。

(2)通过监测及早发现病情变化,避免意识障碍发生。

(3)颅内压得到控制,脑疝危象得以解除。

(4)患者主诉头痛减轻,自觉舒适,头脑清醒,睡眠改善。

(5)体液恢复平衡,尿比重在正常范围,无脱水症状和体征。

(二)护理措施

(1)观察神志、瞳孔变化 1 次/小时。如出现神志不清及瞳孔改变,预示颅内压力增高,需及时报告医师进行降颅内压处理。

(2)观察头痛的程度,有无伴随呕吐对剧烈头痛应及时对症降颅压处理。

(3)监测血压、脉搏、呼吸 1 次/1～2 小时,观察有无呼吸、脉搏慢,血压高即

"两慢一高"征。

(4)保持呼吸道通畅:呼吸道梗阻时,因患者呼吸困难,可致胸腔内压力增高、$PaCO_2$增高致脑血管扩张、脑血流量增多进而使颅内压增高。护理时应及时清除呼吸道分泌物和呕吐物。抬高床头$15°\sim30°$,持续或间断吸氧,改善脑缺氧,减轻脑水肿。

(5)如脱水治疗的护理:应用高渗性脱水剂,使脑组织间的水分通过渗透作用进入血循环再由肾脏排出,可达到降低颅内压的目的。常用20%甘露醇250 mL,$15\sim30$分钟内滴完,$2\sim4$次/天;呋塞米$20\sim40$ mg,静脉或肌内注射,$2\sim4$次/天。脱水治疗期间,应准确记录24小时出入液量,观察尿量、色,监测尿素氮和肌酐含量,注意有无水电解质紊乱和肝肾功能损害。脱水药物应严格按医嘱执行,并根据病情及时调整脱水药物的用量。

(6)激素治疗的护理:肾上腺皮质激素通过稳定血-脑屏障,预防和缓解脑水肿,改善患者症状。常用地塞米松$5\sim10$ mg,静脉注射;或氢化可的松100 mg静脉注射,$1\sim2$次/天;由于激素有引起消化道应激性溃疡出血、增加感染机会等不良反应,故用药的同时应加强观察,预防感染,避免发生并发症。

(7)颅内压监护。①监护方法:颅内压监护有植入法和导管法两种。植入法:将微型传感器植入颅内,传感器直接与颅内组织(硬脑膜外、硬脑膜下、蛛网膜下腔、脑实质等)接触而测压。导管法:以引流出的脑脊液或生理盐水充填导管,将传感器(体外传感器)与导管相连接,借导管内的液体与传感器接触而测压。两种方法的测压原理均是利用压力传感器将压力转换为与颅内压力大小成正比的电信号,再经信号处理装置将信号放大后记录下来。植入法中的硬脑膜外法及导管法中的脑室法优点较多,使用较广泛。②颅内压监护的注意事项:监护的零点参照点一般位于外耳道的位置,患者需平卧或头抬高$10°\sim15°$;监护前注意记录仪与传感器的零点核正,并注意大气压改变而引起的"零点飘移";脑室法时在脑脊液引流期间每$4\sim6$小时关闭引流管测压,了解颅内压真实情况;避免非颅内情况而引起的颅内压增高,如出现呼吸不畅、躁动、高热或体位不舒适、尿潴留时应及时对症处理;监护过程严格无菌操作,监护时间以$72\sim96$小时为宜,防止颅内感染。③颅内压监护的优点:颅内压增高早期,由于颅内容积代偿作用,患者无明显颅内压增高的临床表现,而颅内压监护时可发现颅内压提高和基线不平稳;较重的颅内压升高[ICP>5.3 kPa(40 mmHg)]时,颅内压监护基线水平与临床症状出现及其严重程度一致;有些患者临床症状好转,但颅内压逐渐上升,预示迟发性(继发性)颅内血肿的形成;根据颅内压监护使用脱水剂,可以避免盲目使用脱水剂及减少脱水剂的用量,减少急性肾衰竭及电解质紊乱等并发症的发生。

(8)降低耗氧量:对严重脑挫裂伤、轴索损伤、脑干损伤的患者进行头部降温,降低脑耗氧量。有条件者行冬眠低温治疗。①冬眠低温的目的:降低脑耗氧量,维持脑血流和脑细胞能量代谢,减轻乳酸堆积,降低颅内压;保护血-脑屏障功能,抑制白三烯 B_4 生成及内源性有害因子的生成,减轻脑水肿反应;调节脑损伤后钙调蛋白酶Ⅱ活性和蛋白激酶活力,保护脑功能;当体温降至30 ℃,脑的耗氧量约为正常的55%,颅内压力较降温前低56%。②降温方法:根据医嘱首先给予足量冬眠药物,如冬眠Ⅰ号合剂(包括氯丙嗪、异丙嗪及哌替啶)或冬眠Ⅱ号合剂(哌替啶、异丙嗪、双氢麦角碱),待自主神经充分阻滞,御寒反应消失,进入昏睡状态后,方可加用物理降温措施。物理降温方法可采用头部戴冰帽,在颈动脉、腋动脉、肱动脉、股动脉等主干动脉表浅部放置冰袋,此外还可采用降低室温、减少被盖、体表覆盖冰毯等方法。降温速度以每小时下降 1 ℃为宜,体温降至肛温 33～34 ℃,腋温 31～33 ℃较为理想。体温过低易诱发心律失常、低血压、凝血障碍等并发症;体温>35 ℃,则疗效不佳。③缓慢复温:冬眠低温治疗一般为 3～5 天,复温应先停物理降温,再逐步减少药物剂量或延长相同剂量的药物维持时间直至停用;加盖被毯,必要时用热水袋复温,严防烫伤;复温不可过快,以免出现颅内压"反跳"、体温过高或中毒等。④预防并发症:定时翻身拍背、吸痰,雾化吸入,防止肺部感染;低温使心排血量减少,冬眠药物使外周血管阻力降低,在搬动患者或为其翻身时,动作应轻稳,以防发生直立性低血压;观察皮肤及肢体末端,冰袋外加用布套,并定时更换部位,定时局部按摩,以防冻伤。

(9)防止颅内压骤然升高:对烦躁不安的患者查明原因,对症处理,必要时给予镇静剂,避免剧烈咳嗽和用力排便;控制液体摄入量,成人每天补液量<2 000 mL,输液速度应控制在 30～40 滴/分;保持病室安静,避免情绪紧张,以免血压骤升而增加颅内压。

第三节 颅 脑 损 伤

颅脑损伤分为头皮损伤、颅骨损伤与脑损伤,三者可单独或合并存在。其发生率仅次于四肢损伤,占全身损伤的 15%～20%,常与身体其他部位的损伤复合存在,其致残率及致死率均居首位。常见于交通、工矿等事故,自然灾害、爆炸、火器伤、坠落、跌倒及各种锐器、钝器对头部的伤害。颅脑损伤对预后起决定性作用的是脑损伤的程度及其处理效果。

一、头皮损伤

(一)解剖生理概要

头皮分为 5 层(图 5-1):由外及里依次为皮肤、皮下组织、帽状腱膜、帽状腱膜下层、骨膜层。其中浅部三层紧密连接,不易分离,深部两层之间连接疏松,较易分离。各层解剖特点如下。

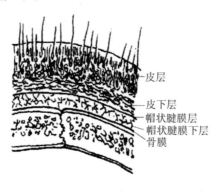

图 5-1　头皮解剖

1.皮肤层

皮肤层厚而致密,内含大量汗腺、皮脂腺、毛囊,具有丰富的血管,外伤时易致出血。

2.皮下组织层

皮下组织层由致密的结缔组织和脂肪组织构成,前者交织成网状,内有血管、神经穿行。

3.帽状腱膜层

帽状腱膜层前连额肌,后连枕肌,两侧达颞肌筋膜,坚韧、富有张力。

4.帽状腱膜下层

帽状腱膜下层是位于帽状腱膜与骨膜之间的疏松结缔组织层,范围较广,前至眶上缘,后达上项线,其间隙内的静脉经导静脉与颅内静脉窦相通,是颅内感染和静脉窦栓塞的途径之一。

5.骨膜层

骨膜层是由致密结缔组织构成的,骨膜在颅缝处贴附紧密,其余部位贴附疏松,故骨膜下血肿易被局限。

头皮血液供应丰富,且动、静脉伴行,由颈内、外动脉的分支供血,左右各五支在颅顶汇集,各分支间有广泛的吻合支,其抗感染及愈合能力较强。

(二)分类与特点

头皮损伤是颅脑损伤中最常见的损伤,严重程度差别较大,可能是单纯损伤,也可能是合并颅骨及脑损伤。

1.头皮血肿

头皮血肿大多由钝器伤所致,按照血肿出现在头皮的层次分为以下三种。

(1)皮下血肿:血肿位于皮肤表层与帽状腱膜之间,因受皮下纤维隔限制,血肿体积小、张力高、压痛明显,有时因周围组织肿胀隆起,中央反而凹陷,易被误认为凹陷性颅骨骨折,需用颅骨 X 线摄片作鉴别。

(2)帽状腱膜下血肿:头部受到斜向暴力,头皮发生了剧烈滑动,撕裂该层间的导血管所致。由于该层组织疏松,出血易于扩散,严重时血肿边界可与帽状腱膜附着缘一致,覆盖整个穹隆部,蔓延至全头部,似戴一顶有波动的帽子。小儿及体弱者,可导致休克或贫血。

(3)骨膜下血肿:血肿因受到骨缝处骨膜牢固粘连的限制,多局限于某一颅骨范围内,多由颅骨骨折引起。

较小的头皮血肿,一般 1~2 周可自行吸收,无需特殊处理,早期可给予加压冷敷以减少出血和疼痛,24~48 小时后改用热敷以促进血肿吸收,切忌用力揉搓。若血肿较大,则应在严格皮肤准备和消毒下,分次穿刺抽吸后加压包扎。处理头皮血肿同时,应警惕合并颅骨损伤及脑损伤的可能。

2.头皮裂伤

头皮裂伤多为锐器或钝器打击所致,是常见的开放性头皮损伤,由于头皮血管丰富,出血较多,可引起失血性休克。处理时须着重检查有无颅骨和脑损伤。头皮裂伤较浅时,因断裂血管受头皮纤维隔的牵拉,断端不能收缩,出血量反较帽状腱膜全层裂伤者多。现场急救可局部压迫止血,争取在 24 小时之内实施清创缝合。缝合前要检查伤口有无骨碎片及有无脑脊液或脑组织外溢。缝合前应剃净伤处头发,冲洗消毒伤口,实施清创缝合后,注射破伤风抗毒素。

3.头皮撕脱伤

头皮撕脱伤多因发辫受机械力牵拉,使大块头皮自帽状腱膜下层或连同骨膜一起被撕脱所致。可导致失血性或疼痛性休克。急救时,除加压包扎止血、防止休克外,应保留撕脱的头皮,避免污染,用无菌敷料包裹、隔水放置于有冰块的容器内,随伤员一同送往医院。手术应争取在伤后 6～8 小时内进行,清创植皮后,应保护植皮片不受压、不滑动,利于皮瓣成活。对于骨膜已撕脱者,在颅骨外板上多处钻孔达板障,待骨孔内肉芽组织生成后再行植皮。

二、颅骨损伤

颅骨骨折指颅骨受暴力作用致颅骨结构改变。颅骨骨折提示伤者受暴力较重,合并脑损伤概率较高。颅骨骨折不一定合并严重的脑损伤,没有骨折也可能合并脑损伤,其临床意义不在于骨折本身。颅骨骨折按骨折部位分为颅盖骨折和颅底骨折。按骨折形态分为线性骨折和凹陷性骨折。按骨折是否与外界相通分为开放性骨折与闭合性骨折。

(一)解剖生理概要

颅骨由颅盖和颅底构成,颅盖、颅底均有左右对称的骨质增厚部分,形成颅腔的坚强支架。

颅盖骨质坚实,由内、外骨板和板障构成。外板厚,内板较薄,内、外骨板表面均有骨膜覆盖,内骨膜也是硬脑膜外层,在颅骨的穹隆部,内骨膜与颅骨板结合不紧密,故颅顶部骨折时容易形成硬脑膜外血肿。

颅底骨面凹凸不平,厚薄不一,有两侧对称、大小不等的骨孔和裂隙,脑神经及血管由此出入颅腔。颅底被蝶骨嵴和岩骨嵴分为颅前窝、颅中窝和颅后窝。颅骨的气窦,如额窦、筛窦、蝶窦及乳突气房等均贴近颅底,气窦内壁与颅脑膜紧贴,颅底骨折越过气窦时,相邻硬脑膜常被撕裂,形成脑脊液外漏,易发生颅内感染。

(二)病因与发病机制

颅腔近似球体,颅骨有一定的弹性,有相当的抗压缩和抗牵张能力。颅骨受到暴力打击时,着力点局部可下陷变形,颅腔也可随之变形。当暴力强度大、受力面积小,颅骨多以局部变形为主,当受力点呈锥形内陷时,内板首先受到较大牵张力而折裂。此时若外力作用终止,则外板可弹回复位保持完整,仅造成内板骨折,骨折片可穿破硬脑膜造成局限性脑挫裂伤。如果外力继续存在,则外板也将随之折裂,形成凹陷性骨折或粉碎性骨折。当外力引起颅骨整体变形较重,受力面积又较大时,可不发生凹陷性骨折,而在较为薄弱的颞骨鳞部或颅底引发线性骨折,局部骨折线往往沿暴力作用的方向和颅骨脆弱部分延伸。当暴力直接打击在颅底平面上或暴力由脊柱上传时常引起颅底骨折。颅前窝损伤时可能累及的脑神经有嗅神经、视神经,颅中窝损伤可累及面神经、听神经,颅后窝少见。

(三)临床表现

1.颅盖骨折

(1)线性骨折:发生率最高,局部有压痛、肿胀。经颅骨X线摄片确诊。单纯线性骨折本身不需要特殊处理,但应警惕合并脑损伤或颅内出血,尤其是硬脑膜外血肿,有时可伴发局部骨膜下血肿。

(2)凹陷性骨折:局部可扪及局限性下陷区。若凹陷骨折位于脑重要功能区浅面,可出现偏瘫、失语、癫痫等病症。X线摄片可见骨折片陷入颅内的深度,CT扫描有助于骨折情况和合并脑损伤的诊断。

2.颅底骨折

颅底骨折多为强烈的间接暴力作用于颅底或颅盖骨折延伸到颅底所致,常为线性骨折。依骨折的部位不同可分为颅前窝、颅中窝和颅后窝骨折,临床表现各异。

(1)颅前窝骨折:骨折累及眶顶和筛骨,可有鼻出血、眶周("熊猫眼"征)及球结膜下淤血斑。若脑膜、骨膜均破裂,则合并脑脊液鼻漏,即脑脊液经额窦或筛窦由鼻孔流出。若筛板或视神经管骨折,可合并嗅神经或视神经损伤。

(2)颅中窝骨折:骨折累及蝶骨,也可有鼻出血或合并脑脊液鼻漏。若累及颞骨岩部,且脑膜、骨膜及鼓膜均破裂时,则合并脑脊液耳漏,即脑脊液经中耳由外耳道流出;若鼓膜完整,脑脊液则经咽鼓管流向鼻咽部,常被误认为是鼻漏。颅中窝骨折常合并第Ⅶ、Ⅷ脑神经损伤。若累及蝶骨和颞骨的内侧部,还可能损伤垂体或第Ⅱ、Ⅲ、Ⅳ、Ⅴ、Ⅵ脑神经。若骨折伤及颈动脉海绵窦段,可因动静脉瘘的形成而出现搏动性突眼及颅内杂音。破裂孔或颈内动脉管处的破裂,可发生致命性的鼻出血或耳出血。

(3)颅后窝骨折:骨折累及颞骨岩部后外侧时,一般在伤后1~2天出现乳突部皮下淤血斑(Battle征)。若累及枕骨基底部,可在伤后数小时出现枕下部肿胀及皮下淤血斑;枕骨大孔或岩尖后缘附近的骨折,可合并后组脑神经(第Ⅸ~Ⅻ脑神经)损伤。

(四)辅助检查

1.X线片

X线片可显示颅内积气,但仅30%~50%病例能显示骨折线。

2.CT 检查

CT 检查有助于眼眶及视神经管骨折的诊断,且显示有无脑损伤。

3.尿糖试纸测定

鉴别是否为脑脊液。

(五)诊断要点

外伤史、临床表现和颅骨 X 线摄片、CT 检查基本可以明确诊断和定位,对脑脊液外漏有疑问时,可收集流出液做葡萄糖定量来测定。

(六)治疗要点

1.颅盖骨折

(1)单纯线性骨折:无需特殊处理,仅需卧床休息,对症治疗,如止痛、镇静等。但须注意有无继发颅内血肿等并发症。

(2)凹陷性骨折:若凹陷性骨折位于脑重要功能区表面,有脑受压症状或大面积骨折片下陷,直径大于 5 cm,深度超过 1 cm 时,应手术整复或摘除碎骨片。

2.颅底骨折

颅底骨折无需特殊治疗,主要观察有无脑损伤及处理脑脊液外漏、脑神经损伤等并发症。一旦出现脑脊液外漏即属开放性损伤,应使用 TAT 及抗生素预防感染,大部分漏口在伤后1～2 周自愈。若 4 周以上仍未自愈,可行硬脑膜修补术。若骨折片压迫视神经,应尽早手术减压。

(七)护理评估

1.健康史

了解受伤过程,如暴力大小、方向、受伤时有无意识障碍及口鼻出血情况,初步判断是否伴有脑损伤。同时了解患者有无合并其他疾病。

2.目前身体状况

(1)症状和体征:了解患者目前的症状和体征可判断受伤程度和定位,观察患者有无"熊猫眼"征、Battle 征,明确有无脑脊液外漏。鉴别血性脑脊液外漏与耳鼻损伤出血时,可将流出的血性液体滴于白色滤纸上,如见血迹外围有月晕样淡红色浸润圈,可判断为脑脊液外漏。有时颅底骨折虽伤及颞骨,且骨膜及脑膜均已破裂但鼓膜尚完整时,脑脊液可经咽鼓管流至咽部而被患者咽下,故应询问患者是否有腥味液体流至咽部。

(2)辅助检查:颅骨 X 线及 CT 检查结果,确定骨折的部位和性质。

3.心理、社会状况

了解患者可因头部外伤而出现的焦虑、害怕、恐惧等心理反应,以及对骨折能否恢复正常的担心程度。同时也应了解家属对疾病的认识及心理反应。

(八)常见护理诊断/问题

1.疼痛

疼痛与损伤有关。

2.有感染的危险

感染与脑脊液外漏有关。

3.感知的改变

感知的改变与脑神经损伤有关。

4.知识缺乏

缺乏有关预防脑脊液外漏逆行感染的相关知识。

5.潜在并发症

潜在并发症为颅内出血、颅内压增高、颅内低压综合征。

(九)护理目标

(1)患者疼痛与不适程度减轻。

(2)患者生命体征平稳,无颅内感染发生。

(3)颅神经损伤症状减轻。

(4)患者能够叙述预防脑脊液外漏逆行感染的注意事项。

(5)患者病情变化能够被及时发现和处理。

(十)护理措施

1.脑脊液外漏的护理

(1)保持外耳道、鼻腔和口腔清洁,清洁时注意棉球不可过湿,以免液体逆流入颅。

(2)在鼻前庭或外耳道口松松地放置干棉球,随湿随换,同时记录24小时浸湿的棉球数,以估计脑脊液外漏量。

(3)避免用力咳嗽、打喷嚏、擤鼻涕及用力排便,以免颅内压骤然升降导致脑脊液逆流。

(4)脑脊液鼻漏者不可经鼻腔吸痰或放置胃管,禁止耳、鼻滴药、冲洗和堵塞,禁忌做腰穿。

(5)取头高位及患侧卧位休息,将头抬高15°至漏液停止后3~5天,借重力作用使脑组织移至颅底硬脑膜裂缝处,促使局部粘连而封闭漏口。

(6)密切观察有无颅内感染迹象,根据医嘱预防性应用抗生素及破伤风抗毒素。

2.病情观察

观察有无颅内继发性损伤,如脑组织、脑膜、血管损伤引起的癫痫、颅内出血、继发性脑水肿、颅内压增高等。脑脊液外漏可推迟颅内压增高症状的出现,应严密观察意识、生命体征、瞳孔及肢体活动等情况,以及时发现颅内压增高及脑疝的早期迹象。注意颅内低压综合征,若脑脊液外漏多,可使颅内压过低而导致颅内血管扩张,出现剧烈头痛、眩晕、呕吐、厌食、反应迟钝、脉搏细弱、血压偏低等。

(十一)护理评价

(1)患者疼痛是否缓解。

(2)患者有无颅内感染发生,脑脊液外漏是否如期愈合,护理措施是否得当。

(3)脑神经损伤症状是否减轻。

(4)患者能否叙述预防脑脊液外漏逆行感染的注意事项,遵医行为如何。

(5)患者病情变化是否被及时发现,并发症是否得到及时控制与预防和处理。

(十二)健康指导

对于颅底骨折合并脑脊液外漏者,主要是预防颅内感染,要劝告患者勿挖外耳道、抠鼻孔和擤鼻;注意预防感冒,以免咳嗽、打喷嚏;同时合理饮食,防止便秘,避免屏气、用力排便。

三、脑损伤

脑的被膜自外向内依次为硬脑膜、蛛网膜和软脑膜。硬脑膜坚韧且有光泽,由两层合成,外层兼具颅骨内膜的作用,内层较坚厚,两层之间有丰富的血管和神经。蛛网膜薄而透明,缺乏血管和神经,与硬脑膜之间有硬膜下腔,与软脑膜之间有蛛网膜下腔,充满脑脊液。脑脊液为无色透明液体,内含各种浓度不等的无机盐、葡萄糖、微量蛋白和淋巴细胞,对中枢神经系统起缓冲、保护、运输代谢产物及调节颅内压等作用。软脑膜薄且富有血管,覆盖于脑的表面并深入沟裂内。

脑损伤是指由于暴力作用使脑膜、脑组织、脑血管及脑神经的损伤。根据伤后脑组织与外界是否相通,将脑损伤分为开放性和闭合性两类,前者多由锐器或火器直接造成,有头皮裂伤、颅骨骨折和硬脑膜破裂,常伴有脑脊液外漏;后者由头部接触较钝物体或间接暴力造成,脑膜完整,无脑脊液外漏。根据脑损伤机制及病理改变分为原发性脑损伤和继发性脑损伤,前者指暴力作用于头部时立即发生的脑损伤,且不再继续加重,主要有脑震荡、脑挫裂伤及原发性脑干损伤等;后者指受伤一定时间后出现的脑受损病变,主要有脑水肿和颅内血肿,颅内血肿往往需要开颅手术。

(一)病因与发病机制

颅脑损伤的程度和类型多种多样。引起脑损伤的外力除可直接导致颅骨变形外,也可使头颅产生加速或减速运动,致使脑组织受到压迫、牵张、滑动或负压吸附等多种应力。由于暴力作用部位不同,脑在颅腔内产生的超常运动也各异,其运动方式可以是直线性也可以是旋转性。如人体坠落时,运动的头颅撞击于地面,受伤瞬间头部产生减速运动,脑组织会因惯性力作用撞击于受力侧的颅腔内壁,造成减速性损伤(图 5-2)。大而钝的物体向静止的头部撞击时,引起头部的加速运动而产生惯性力。当暴力过大并伴有旋转力时,可使脑组织在颅腔内产生旋转运动,不仅使脑组织表面在颅腔内摩擦、撞击引起损伤,而且在脑组织内不同结构间产生剪应力,引起更为严重的损伤。惯性力引起的脑损伤分散且广泛,常有早期昏迷的表现。由于颅前窝和颅中窝的凹凸不平,各种不同部位和方式的头部损伤,均易在额极、颞极及其底面发生惯性力的脑损伤。

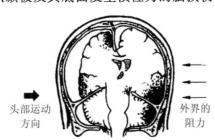

图 5-2　头部作减速运动时的脑损伤机制

(二)临床表现

1.脑震荡

脑震荡是最常见的轻度原发性脑损伤,为受伤后立即出现短暂的意识障碍,可为神志不清或完全昏迷,持续数秒或数分钟,一般不超过 30 分钟,较重者出现皮肤苍白、出汗、血压下降、心动徐缓、呼吸微弱、肌张力减低、各种生理反射迟钝或消失。清醒后大多不能回忆受伤当时乃至伤前一段时间内的情况,临床称为逆行性遗忘。可能会伴有头痛、头昏、恶心、呕吐等症状,短期内可自行好转。神经系统检查无阳性体征,显微镜下可见神经组织结构紊乱。

2.脑挫裂伤

脑挫裂伤是常见的原发性脑损伤。包括脑挫伤及脑裂伤,前者指脑组织遭受破坏较轻,软脑膜尚完整;后者指软脑膜、血管和脑组织同时有破裂,伴有外伤性蛛网膜下腔出血。两者常同时存在,临床上又不易区别,合称为脑挫裂伤。脑挫裂伤可单发,也可多发,好发于额极、颞极及其基底。临床表现如下。

(1)意识障碍:是脑挫裂伤最突出的临床表现。伤后立即出现,其程度和持续时间与脑挫裂伤程度、范围直接相关。多数患者在半小时以上,严重者可长期持续昏迷。

(2)局灶症状和体征:受伤当时立即出现与伤灶区功能相应的神经功能障碍或体征,如运动区损伤出现锥体束征、肢体抽搐、偏瘫等;若仅伤及"哑区",可无神经系统缺损的表现。

(3)头痛、恶心、呕吐:与颅内压增高、自主神经功能紊乱或外伤性蛛网膜下腔出血有关。后者还可出现脑膜刺激征,腰穿脑脊液检查有红细胞。

(4)颅内压增高与脑疝:因继发颅内血肿或脑水肿所致,使早期的意识障碍或偏瘫程度加重,或意识障碍好转后又加重,同时有血压升高、心率减慢、瞳孔不等大及锥体束征等表现。

3.原发性脑干损伤

原发性脑干损伤其症状与体征在受伤当时即已出现。单独的原发性脑干损伤较少,常与弥漫性损伤共存。患者常因脑干网状结构受损、上行激活系统功能障碍而持久昏迷,昏迷程度较深。伤后早期常出现严重生命体征变化,表现为呼吸节律紊乱,心率及血压波动明显。双侧瞳孔时大时小,对光反射无常,眼球位置歪斜或同向凝视。出现病理反射、肌张力增高、去皮质强直等。

4.弥散性轴索损伤

弥散性轴索损伤属于惯性力所致的弥散性脑损伤,由于脑的扭曲变形,脑内产生剪切或牵拉作用,造成脑白质广泛性轴索损伤。病变可分布于大脑半球、胼胝体、小脑或脑干。显微镜下所见为轴突断裂结构改变。可与脑挫裂伤合并存在或继发脑水肿,使病情加重。主要表现为受伤当时立即出现的较长时间昏迷。是由广泛的轴索损害,皮层与皮层下中枢失去联系所致。若累及脑干,患者出现一侧或双侧瞳孔散大,对光反应消失,或同向凝视等。神志好转后,可因继发脑水肿而再次昏迷。

5.颅内血肿

颅内血肿是颅脑损伤中最多见、最危险、却又是可逆的继发性病变。其严重性在于引起颅内压增高导致脑疝危及生命,早期发现和及时处理可改善预后。根据血肿的来源和部位可分为硬脑膜外血肿、硬脑膜下血肿和脑内血肿。根据血肿引起颅内压增高及早期脑疝症状所需时间分为三型。①急性型:72 小时内出现症状。②亚急性型:3 天至 3 周出现症状。③慢性型:3 周以上才出现症状。

(1)硬脑膜外血肿:是指出血积聚于颅骨与硬脑膜之间。与颅骨损伤有密切关系,症状取决于血肿的部位及扩展的速度。①意识障碍:可以是原发性脑损伤直接导致,也可由血肿本身导致颅内压增高、脑疝引起,前者较轻,最初的昏迷时间很短,与脑疝引起昏迷之间有一段意识清醒时间。后者常发生于伤后数小时至 1~2 天。经过中间清醒期,再度出现意识障碍,并渐次加重。如果原发性脑损伤较严重或血肿形成较迅速,也可不出现中间清醒期。少数患者可无原发性昏迷,而在血肿形成后出现昏迷。②颅内压增高及脑疝表现:出现头痛、恶心、呕吐剧烈、烦躁不安、淡漠、嗜睡、定向不准等症状。一般成人幕上血肿大于20 mL,幕下血肿大于 10 mL,即可引起颅内压增高症状。幕上血肿者大多先经历小脑幕切迹疝,然后合并枕骨大孔疝,故严重的呼吸循环障碍常发生在意识障碍和瞳孔改变之后。幕下血肿者可直接发生枕骨大孔疝,瞳孔改变、呼吸骤停几乎同时发生。

(2)硬脑膜下血肿:硬脑膜下血肿是指出血积聚在硬脑膜下腔,是最常见的颅内血肿。急性硬脑膜下血肿症状类似硬脑膜外血肿,脑实质损伤较重,原发性昏迷时间长,中间清醒期不明显,颅内压增高与脑疝的其他征象多在伤后 1~3 天内进行性加重。由于病情发展急重,一经确诊应尽早手术治疗。慢性硬脑膜下血肿好发于老年人,大多有轻微头部外伤史,有的患者伴有脑萎缩、血管性或出血性疾病。由于致伤外力小,出血缓慢,患者可有慢性颅内压增高表现,如头痛、恶心、呕吐和视盘水肿等;血肿压迫症状,如偏瘫、失语和局限性癫痫等;有时可有智力下降、记忆力减退和精神失常。

(3)脑内血肿:有两种类型。①浅部血肿,出血均来自脑挫裂伤灶,少数与颅骨凹陷性骨折部位相应,好发于额叶和颞叶,常与硬脑膜下和硬膜外血肿并存。②深部血肿,多见于老年人,血肿位于白质深部,脑表面可无明显挫伤。临床表现以进行性意识障碍为主,若血肿累及重要脑功能区,可出现偏瘫、失语、癫痫等局灶症状。

(三)辅助检查

一般采用 CT、MRI 检查。脑震荡无阳性发现,可显示脑挫裂伤的部位、范围、脑水肿的程度及有无脑室受压及中线结构移位等;弥散性轴索损伤 CT 扫描可见大脑皮质与髓质交界处、胼胝体、脑干、内囊区域或三脑室周围有多个点状或小片状出血灶;MRI 能提高小出血灶的检出率;硬脑膜外血肿 CT 检查表现为颅骨内板与脑表面之间有双凸镜形或弓形密度增高影,常伴颅骨骨折和颅内积气;硬脑膜下血肿 CT 检查示颅骨内板下低密度的新月形、半月形或双凸镜形影;脑内血肿 CT 检查在脑挫裂伤灶附近或脑深部白质内见到圆形或不规则高密度血肿影,周围有低密度水肿区。

(四)诊断要点

患者外伤史、意识改变、瞳孔的变化、锥体束征,以及 CT、MRI 检查可明确诊断。

1.非手术治疗

(1)脑震荡:通常无需特殊治疗。一般卧床休息 1~2 周,可完全恢复。适当给予镇痛、镇静等对症处理,禁用吗啡及哌替啶。

(2)脑挫裂伤:以非手术治疗为主。①一般处理:静卧、休息,床头抬高,宜取侧卧位;保持呼吸道通畅;维持水、电解质、酸碱平衡;应用抗生素预防感染;对症处理;严密观察病情变化。②防治脑水肿:是治疗脑挫裂伤的关键。可采用脱水、激素或过度换气等治疗对抗脑水肿、降低颅内压;吸氧、限制液体入量;冬眠低温疗法降低脑代谢率等。③促进脑功能恢复:应用营养神经药物,如 ATP、辅酶 A、细胞色素 C 等,以供应能量,改善细胞代谢,促进脑细胞功能恢复。

2.手术治疗

(1)重度脑挫裂伤:经非手术治疗无效,颅内压增高明显甚至出现脑疝迹象时,应做脑减压术或局部病灶清除术。

(2)硬脑膜外血肿:一经确诊,立即手术,清除血肿。

(3)硬脑膜下血肿:多采用颅骨钻孔冲洗引流术,术后引流 48~72 小时。

(4)脑内血肿:一般经手术清除血肿。

(5)常见手术方式:开颅血肿清除术、去骨瓣减压术、钻孔探查术、脑室引流术、钻孔引流术。

(五)护理评估

1.健康史

详细了解受伤过程,如暴力大小、方向、性质、速度、患者当时有无意识障碍,

<<<

其程度及持续时间,有无中间清醒期、逆行性遗忘,受伤当时有无口鼻、外耳道出血或脑脊液外漏发生,是否出现头痛、恶心、呕吐等情况;初步判断是颅伤、脑伤或是复合损伤;同时应了解现场急救情况;了解患者既往健康状况。

2.目前身体状况

评估患者的症状和体征,了解有无神经系统病征及颅内压增高征象;根据观察患者意识、瞳孔、生命体征及神经系统体征的动态变化,区分脑损伤是原发的还是继发的;结合 X 线、CT 及 MRI 检查结果判断损伤的严重程度。

3.心理、社会状况

了解患者及家属对颅脑损伤及其术后功能恢复的心理反应,常见心理反应有焦虑、恐惧等;了解家属对患者的支持能力和程度。

(六)常见护理诊断/问题

1.清理呼吸道无效

清理呼吸道无效与脑损伤后意识障碍有关。

2.疼痛

疼痛与颅内压增高和手术切口有关。

3.营养失调/低于机体需要量

其与脑损伤后高代谢、呕吐、高热、不能进食等有关。

4.体温过高

体温过高与脑干损伤有关。

5.潜在并发症

潜在并发症为颅内压增高、脑疝及癫痫发作。

(七)护理目标

(1)患者意识逐渐恢复,生命体征平稳,呼吸道通畅。

(2)患者的疼痛减轻,舒适感增加。

(3)患者营养状态能够维持或接近正常水平。

(4)患者体温维持正常。

(5)患者颅内压增高、脑疝的早期迹象及癫痫发作能够得到及时预防、发现和处理。

(八)护理措施

1.现场急救

及时而有效的现场急救,在缓解致命性危险因素的同时(如窒息、大出血、休克等)为进一步治疗创造了有利条件,如预防或减少感染机会,提供确切的受伤经过。

(1)维持呼吸道通畅:颅脑损伤患者常有不同程度的意识障碍,失去正常的咳嗽反射和吞咽功能,呼吸道分泌物不能有效排除,舌根后坠可引起严重呼吸道梗阻。应及时清除口咽部分泌物、呕吐物,将患者侧卧或放置口咽通气道,必要时行气管切开,保持呼吸道畅通。

(2)伤口处理:单纯头皮出血,清创后加压包扎止血;开放性颅脑损伤应剪短伤口周围头发,伤口局部不冲洗、不用药;外露的脑组织周围可用消毒纱布卷保护,外加干纱布适当包扎,避免局部受压。若伤情许可宜将头部抬高以减少出血。尽早进行全身抗感染治疗及破伤风预防注射。

(3)防治休克:有休克征象者,应查明有无颅外部位损伤,如多发性骨折、内脏破裂等。患者平卧,注意保暖,以及时补充血容量。

(4)做好护理记录:准确记录受伤经过、初期检查发现、急救处理经过及生命体征、意识、瞳孔、肢体活动等病情,为进一步处理提供依据。

2.病情观察

动态的病情观察是鉴别原发性与继发性脑损伤的重要手段。观察内容包括意识、瞳孔、生命体征、神经系统体征等。

(1)意识状态:意识障碍是脑损伤患者最常见的变化之一。通过意识障碍的程度可判断颅脑损伤的轻重;意识障碍出现的迟早和有无继续加重,可作为区别原发性和继发性脑损伤的重要依据。

传统意识分法:分为清醒、模糊、浅昏迷、昏迷和深昏迷五级。①意识清醒:正确回答问题,判断力和定向力正确。②意识模糊:为最轻或最早出现的意识障碍,因而也是最需要关注的,能简单回答问题,但不确切,判断力和定向力差,呈嗜睡状。③浅昏迷:意识丧失,对疼痛刺激有反应,角膜、吞咽反射和病理反射尚存在,重的意识模糊与浅昏迷的区别仅在于前者尚能保持呼之能应或呼之能睁眼这种最低限度的合作;④昏迷:指痛觉反应已经迟钝、随意运动已完全丧失的意识障碍阶段,可有鼾声、尿潴留等表现,瞳孔对光反应与角膜反射尚存在。⑤深昏迷:对痛刺激无反应,各种反射消失,呈去皮质强直状态。

Glasgow昏迷评分法:评定睁眼、语言及运动反应,以三者积分表示意识障碍程度,最高15分,表示意识清醒,8分以下为昏迷,最低3分(表5-1)。

表 5-1　Glasgow 昏迷评分法

睁眼反应		语言反应		运动反应	
能自行睁眼	4	回答正确	5	遵嘱活动	6
呼之能睁眼	3	回答错误	4	刺痛定位	5
刺痛能睁眼	2	语无伦次	3	躲避刺痛	4
不能睁眼	1	只能发声	2	刺痛肢屈	3
		不能发声	1	刺痛肢伸	2
				无反应	1

(2)生命体征：生命体征紊乱是脑干受损征象。为避免患者躁动影响准确性，应先测呼吸，再测脉搏，最后测血压。颅脑损伤患者以呼吸变化最为敏感和多变，注意节律、深浅。若伤后血压上升，脉搏缓慢有力，呼吸深慢，提示颅内压升高，应警惕颅内血肿或脑疝发生；伤后，与意识障碍和瞳孔变化同时出现心率减慢和血压升高，为小脑幕切迹疝；枕骨大孔疝患者可未经明显的意识障碍和瞳孔变化阶段而突然发生呼吸停止。伤后早期，由于组织创伤反应，可出现中等程度发热；若累及间脑或脑干可导致体温调节紊乱，出现体温不升或中枢性高热。

(3)瞳孔变化：可因动眼神经、视神经及脑干部位的损伤引起。正常瞳孔等大、圆形，在自然光线下直径 3~4 mm，直接、间接对光反应灵敏。伤后一侧瞳孔进行性散大，对侧肢体瘫痪伴意识障碍加重，提示脑受压或脑疝；伤侧瞳孔先短暂缩小继之散大，伴对侧肢体运动障碍，提示伤侧颅内血肿；双侧瞳孔散大、对光反应消失、眼球固定伴深昏迷或去皮质强直，多为原发性脑干损伤或临终表现。观察瞳孔时应排除某些药物、剧痛、惊骇等对瞳孔变化的影响。

(4)其他：观察有无脑脊液外漏、呕吐，有无剧烈头痛或烦躁不安等颅内压增高的表现或脑疝先兆。注意 CT 和 MRI 扫描结果及颅内压监测情况。

3.一般护理

(1)体位：抬高床头 15°~30°，以利脑静脉回流，减轻脑水肿。深昏迷患者取侧卧位或侧俯卧位，以利于口腔内分泌物排出。保持头与脊柱在同一直线上，头部过伸或过屈均会影响呼吸道通畅及颈静脉回流，不利于降低颅内压。氧气吸入，做好气管插管、气管切开准备。

(2)营养与补液：及时、有效补充能量和蛋白质以减轻机体损耗。不能进食者在伤后 48 小时后可行全胃肠外营养。评估患者营养状况，如体重、氮平衡、血浆蛋白、血糖、血电解质等，以便及时调整营养素供给量和配方。

(3)卧床患者基础护理:加强皮肤护理、口腔护理、排尿排便等生活护理,尤其是意识不清昏迷患者预防各种并发症的发生。

(4)根据病情做好康复护理:重型颅脑损伤患者生命体征平稳后要及早进行功能锻炼,可减少日后的并发症和后遗症,主要通过姿势治疗、按摩、被动运动、主动运动等。

4.高热患者的护理

高热可造成脑组织相对缺氧,加重脑损害,故须采取积极降温措施。常用物理降温法有冰帽,或头、颈、腋、腹股沟等处放置冰袋或冰水毛巾等。如体温过高物理降温无效或引起寒战时,需采用冬眠疗法。常用氯丙嗪、异丙嗪各 25 mg 或 50 mg肌内注射或静脉滴注,用药 20 分钟后开始物理降温。降温速度以每小时下降 1 ℃为宜,降至肛温为 32～34 ℃较为理想。可每 4～6 小时重复用药,一般维持 3～5 天。低温期间应密切观察生命体征并记录,若收缩压低于 13.3 kPa(100 mmHg),呼吸次数减少或不规则时,应及时通知医师停止冬眠疗法或更换冬眠药物。观察局部皮肤、肢体末端和耳郭处血液循环情况,以免冻伤,并防止肺炎、压疮的发生。停用冬眠疗法时,应先停物理降温,再逐渐停冬眠药物。

5.颅内压增高的护理

见相关章节。

6.脑室引流管的护理

对有脑室引流管患者护理时应注意:①应严格无菌操作。②引流袋最高处距侧脑室的距离为10～15 cm。③注意引流速度,禁忌流速过快,避免颅内压骤降造成危险。④控制脑脊液引流量,每天不超过500 mL为宜。⑤注意观察脑脊液性状,若有大量鲜血提示脑室内出血,若为浑浊则提示有感染。

(九)护理评价

(1)患者意识状态是否逐渐恢复,患者呼吸是否平稳,有无误吸发生。

(2)患者疼痛是否减轻。

(3)患者的营养状态如何,营养素供给是否得到保证。

(4)患者体温是否恢复正常。

(5)患者是否出现颅内压增高、脑疝及癫痫发作等并发症,若出现是否得到及时发现和处理。

(十)健康指导

(1)康复训练:根据脑损伤遗留的语言、运动或智力障碍程度,制定康复训练计划,以改善患者生活自理能力及社会适应能力。

（2）外伤性癫痫患者应定期服用抗癫痫药物,不能单独外出,以防发生意外。

（3）骨瓣去除患者应做好自我保护,防止因重物或尖锐物品碰撞患处而发生意外,尽可能取健侧卧位以防止膨出的脑组织受到压迫。3～6个月后视情况可作颅骨修补术。

第四节 脑 脓 肿

一、疾病的基本概论

脑脓肿为颅内严重感染性疾病,是以化脓性细菌侵入颅内引起。常见的致病菌包括金黄色葡萄球菌、溶血性链球菌及厌氧链球菌,有时也可由产气荚膜杆菌的感染引起。外伤性脑脓肿早期表现为头疼、发热、颅内压增高及局限性神经功能障碍等症状,脓肿形成之后,临床表现为颅内高压,头痛、嗜睡等症状,或伴有癫痫发作外。如果脓肿位于重要脑功能区,则常伴有局部神经缺损体征,有助于脓肿位置定位。

脑脓肿是一种严重的颅内感染,会造成头痛、嗜睡、颅内高压等症状,同时伴有颅内压增高。

(一)发病机制

（1）外伤后,伤口处理不当,头皮污垢引起感染,通过导血管侵入颅内,引起脑脓肿发生。头皮缺损,颅骨外漏、骨膜下血肿感染等,若感染没有及时控制也会通过导血管侵入颅内或者直接侵入颅内造成感染。

（2）开放性损伤或火器性外伤后,清创不及时、不彻底,有异物或碎骨片存留与脑内,一段时间(多数为数周内,少数可达到几年甚至更长)后形成脓肿。

（3）颅腔与感染区或污染区(如鼻窦、中耳)沟通。

（4）脑膨出直接感染引起。

(二)临床病理生理

脑脓肿形成主要分为3个阶段。

1.急性脑膜炎阶段

细菌侵入脑实质后发生急性局限性炎症,病灶可存在炎性细胞浸润,局部脑组织产生液化坏死,引起大范围水肿等病理变化。持续1周左右。

2.化脓阶段

脑实质坏死灶液化形成脓液,继而扩大形成脓腔。根据病灶个数分为单发脓腔和多发脓腔。

3.脓肿包裹形成阶段

脓液周围纤维组织,网状内皮细胞,以及星形细胞构成脓肿包膜,包膜开始于感染后2~3周,包膜形成时间与细菌种类、对抗生素敏感程度、机体抵抗力等有关。一般包膜形成时间越长,包膜越厚。完整包膜分为三层,内层为化脓性渗出物、肉芽组织和增生的胶质细胞等,中层为纤维结缔组织,外层为病灶周围脑组织反应区。

(三)危险因素

脓肿侵犯脑组织,出现头痛、呕吐、颅内压增高等症状,常伴有局部神经缺损体征,严重时甚至出现脑疝及脓肿破裂。

二、临床表现

(一)全身感染症状

患者多有全身不适、发热、头痛、呕吐等急性脑炎或脑膜炎表现。表现一般在2~3周内症状减轻,少数可持续2~3月。当脓肿包膜形成后,患者体温大多正常或低热,但患者颅内压增高或脑功能缺损症状逐渐加重。脑脓肿进入局限阶段。临床上可出现一个潜伏期,潜伏期长短可由数天到数月甚至数年。在潜伏期内患者可有头痛、消瘦等症状。由于大剂量抗生素的使用,潜伏期往往比较长。

(二)颅内压增高症状

症状贯穿脑脓肿始终,患者常伴有不同程度的头痛,疼痛可为持续性并阵发性加剧,多清晨较重或用力时加重,可出现呕吐,尤其是小脑脓肿患者多呈喷射性呕吐。患者可伴有不同程度的精神和意识障碍,烦躁、嗜睡甚至昏迷,昏迷多见于危重患者。多数患者出现视盘水肿。颅内压增高常引起生命体征的改变,呈库欣反应。

(三)脑局灶定位症状和体征

常在外伤所致的脑功能障碍的基础上,使已有的症状逐渐加重或出现新的症状和体征。若为额叶脓肿时变现为精神症状和人格改变。幕上脓肿可表现为不同形式的癫痫发作。颞叶脓肿表现为中枢性面瘫,同向偏盲。左侧表现为感觉性失语,顶叶脓肿可有深浅感觉等。顶枕区和左颞顶脓肿可出现命令性失语。颅后窝脓肿可出现眼球震颤、吞咽困难等。

(四)脑疝形成或脓肿破溃

脑疝形成或脓肿破溃是脑脓肿患者两大严重危害。颅压增高导致脑疝形成,与其他颅内占位性病变(如颅内血肿)所致的脑疝相似,脓肿溃破为脓肿内压力骤然升高导致,脓液流入蛛网膜下腔或脑室内引起急性化脓性脑膜炎或脑室炎,患者突然出现高热、昏迷、抽搐、外周血白细胞剧增,脑脊液常呈脓汁样,若抢救不及时,会常致患者死亡。

三、相关检查

(一)实验室检查

1.腰椎穿刺与脑脊液检查

脓肿时腰椎穿刺表现为脑脊液压力增高。脑脓肿早期的颅内压常稍高,脑脊液中白细胞数增多,一般在 $(5\sim10)\times10^8/L$ 范围。脑脊液蛋白含量大多增加至 $2\sim4\ g/L$ 或更高。糖和氯化物含量大致正常。腰椎穿刺术一般认为,腰椎穿刺对脑脓肿的诊断价值不大,同时腰椎穿刺可能诱发脑疝和脑脓肿破裂的危险,因此必要进行腰椎穿刺鉴别诊断时才可使用,但必须谨慎进行。

2.脓液检查和细菌培养

脓液的检查和培养可以了解感染的类型,药敏试验对选择抗生素有指导作用。

3.外周血象

70%~90%脑脓肿患者红细胞沉降率加快。C反应蛋白增加,可凭此与脑肿瘤相鉴别。

(二)影像学检查

1.X线片检查

急性颅骨改变不明显,慢性脑脓肿可显示颅内压增高的骨质改变或松果体向对侧移位。X线片可显示颅内是否存在碎骨片和金属异物。

2.颅脑CT扫描

脑脓肿的CT表现依脓肿发展阶段而异。急性脑膜脑炎阶段病灶表现为低密度区或混合密度区。脓肿形成后初期仍表现为低密度或混合密度占位性病灶,但增强扫描在低密度周围可呈轻度强化,表现为完整的不规则的浅淡环状强化。脓肿壁形成后,其低密度边缘密度较高,少数可显示脓肿壁,增强扫描可见完整、厚度均一的环状强化,周围有明显不规则的脑水肿和占位效应,低密度区为坏死脑组织和脓液,如产气杆菌感染,可呈现气体与液平面,如为多房性,低密度区内可呈现一个或多个间隔。CT 不仅可以确定脓肿的存在、位置、大小、数目、形状和周围脑组织水肿情况而且可帮助确定治疗手段。

3.头颅 MRI 检查

急性脑炎期,T_1 加权像上表现信号不清的低信号区,T_2 加权像上为片状高信号影,有占位征,此期须与胶质瘤和转移瘤相鉴别。增强扫描比 CT 扫描更能早期显示脑炎期。当包膜形成完整后,T_1 显示高信号影,有时尚可见到圆形点状血管流空影。通常注射 Gd-DTPA 后 5~15 分钟即可出现异常对比增强。延迟扫描增强度可向外进一步扩大,为脓肿周围血-脑脊液屏障的破坏。头颅 MRI 比 CT 对脑组织水含量变化更敏感,因此对坏死、液化和水肿的分辨率更强,能够更好地诊断脑脓肿。

四、基本诊断

(一)诊断

根据患者病史及体征结合 CT、MRI、X 线等检查手段,通过比对检查结果做出判断。

(二)鉴别诊断

1.化脓性脑膜炎

化脓性脑膜炎多起病急剧,神经系统的局灶定位体征不明显,颅脑 CT 扫描有助于鉴别。

2.硬膜外和硬膜下脓肿

二者多合并发生,通过 CT 或 MRI 可鉴别。

3.脑肿瘤

需仔细询问病史,结合各种化验及影像学手段才能进一步鉴别。

五、治疗

(一)药物治疗

1.抗生素

主要根据抗生素对细菌的敏感程度,以及血-脑屏障通透性选择。首选对细菌的敏感程度高、血-脑屏障通透性强的药物。未能确定细菌时选择血-脑屏障通透性强的广谱性抗菌药物。常用药物包括青霉素、链霉素、庆大霉素、磺胺嘧啶及头孢菌素等。一般采用静脉给药,根据病情必要时亦可采用鞘内、脑室和脓腔内注射。

2.降颅压药物

脑脓肿伴有颅内高压症状,根据颅压选择方案降低颅内压,缓解颅内压增高的症状,预防发生脑疝,常用脱水药物有高渗性脱水剂如甘露醇、甘油溶液,利尿药物如呋塞米、依他尼酸等。用药同时应注意肾功能、酸碱和水及电解质平衡的检查。

(二)手术治疗

1.脑脓肿穿刺术

该法简单、安全,对脑组织损伤小,适用于老人、小孩等不能耐受开颅手术者;脑深部和重要功能区脓肿患者;多房性脑脓肿或有异物者不适用。

2.快速钻颅脑脓肿穿刺术

单房性脓肿常用方法,有时为了抢救或在紧急情况下,在床边即可操作,做好定位后,直接快速钻颅,钻颅完成后,穿刺针穿刺脓肿。吸出脓液后其他步骤同上。

3.脓肿切开导管引流术

脓肿切开导管引流术适用于脓肿位置过浅,并且与周围组织粘连紧密或者靠近功能区的患者;不适用于脓肿切除的患者、通过穿刺又无法取出异物的患者。

4.颅脑脓肿切除术

颅脑脓肿切除术适用于脑脓肿和多房性脓肿,以及含有异物的脓肿和多次穿刺无效的脓肿。也可用于时间较长,包膜较厚的脓肿。同时发生破溃或者脑疝的情况下应行急症手术。脓肿切除术需要注意避免损伤重要功能区。

(三)术后处理

(1)术后继续抗感染治疗,防止脓肿复发及感染扩散。

(2)注意纠正水、电解质和酸碱平衡。

(3)防治并发症。

六、术前护理常规

(1)执行外科术前护理常规。

（2）病情观察：观察体温、脉搏、呼吸、血压、意识的变化。早期感染侵入颅内，呈持续性高热，遵医嘱给予抗生素，体温过高者给予药物或物理降温。颅内压增高者出现脉搏、血压、意识的改变，应及时观察并记录，预防脑疝。

（3）颅内压增高者，执行颅内压增高护理常规。

（4）饮食护理：给予高维生素、高蛋白、易消化的饮食。

七、术后护理常规

（1）执行外科术后护理常规。

（2）执行全身麻醉后护理常规。

（3）执行术后疼痛护理常规。

（4）病情观察：密切观察患者意识、瞳孔、生命体征、肢体活动变化及有无展神经麻痹、脑病灶症状等，并记录。必要时通知医师，对症处理。

（5）遵医嘱给予抗生素，若出现高热，以及时给予药物或物理降温。

（6）脓腔引流护理：①根据切开部位取合理卧位，抬高床头15°～30°，引流瓶（袋）应至少低于脓腔30 cm。②术后24小时、创口周围初步形成粘连后可进行囊内冲洗，先用生理盐水缓慢注入腔内，再轻轻抽出，注意不可过分加压，冲洗后注入抗菌药物，然后夹闭引流管2～4小时。③脓腔闭合时拔管。继续用脱水剂降低颅内压。患者长期高热，消耗热量明显，应注意加强营养，必要时给予支持疗法。

第五节 脑 出 血

脑出血是指原发于脑实质内的出血，主要发生于高血压和动脉硬化的患者。脑出血多发生于55岁以上的老年人，多数患者有高血压史。常在情绪激动或活动用力时突然发病，出现头痛、呕吐、偏瘫及不同程度昏迷等。

一、护理措施

（一）术前护理

（1）密切监测病情变化，包括意识、瞳孔、生命体征变化及肢体活动情况，定时监测呼吸、体温、脉搏、血压等，发现异常（瞳孔不等大、呼吸不规则、血压高、脉搏缓慢),以及时报告医师立即抢救。

(2)绝对卧床休息,取头高位,15°~30°,头置冰袋可控制脑水肿,降低颅内压,利于静脉回流。吸氧可改善脑缺氧,减轻脑水肿。翻身时动作要轻,尽量减少搬动,加床挡以防坠床。

(3)神志清楚的患者谢绝探视,以免情绪激动。

(4)脑出血昏迷的患者 24~48 小时内禁食,以防止呕吐物反流至气管造成窒息或吸入性肺炎,以后按医嘱进行鼻饲。

(5)加强排泄护理:若患者有尿潴留或不能自行排尿,应进行导尿,并留置尿管,定时更换尿袋,注意无菌操作,每天会阴冲洗 1~2 次,便秘时定期给予通便药或食用一些粗纤维的食物,嘱患者排便时勿用力过猛,以防再出血。

(6)遵医嘱静脉快速输注脱水药物,降低颅内压,适当使用降压药,使血压保持在正常水平,防止高血压引起再出血。

(7)预防并发症:①加强皮肤护理,每天小擦澡 1~2 次,定时翻身,每 2 小时翻身 1 次,床铺干净平整,对骨隆突处的皮肤要经常检查和按摩,防止发生压力性损伤。②加强呼吸道管理,保持口腔清洁,口腔护理每天 1~2 次;患者有咳痰困难,要勤吸痰,保持呼吸道通畅;若患者呕吐,应使其头偏向一侧,以防发生误吸。③急性期应保持偏瘫肢体的生理功能位。恢复期应鼓励患者早期进行被动活动和按摩,每天2~3 次,防止瘫痪肢体的挛缩畸形和关节的强直疼痛,以促进神经功能的恢复,对失语的患者应进行语言方面的锻炼。

(二)术后护理

1.卧位

患者清醒后抬高床头 15°~30°,以利于静脉回流,减轻脑水肿,降低颅内压。

2.病情观察

严密监测生命体征,特别是意识及瞳孔的变化。术后 24 小时内易再次脑出血,如患者意识障碍继续加重、同时脉搏缓慢、血压升高,要考虑再次脑出血可能,应及时通知医师。

3.应用脱水剂的注意事项

临床常用的脱水剂一般是 20%甘露醇,滴注时注意速度,一般 20%甘露醇 250 mL 应在20~30 分钟内输完,防止药液渗漏于血管外,以免造成皮下组织坏死;不可与其他药液混用;血压过低时禁止使用。

4.血肿腔引流的护理

注意引流液量的变化,若引流量突然增多,应考虑再次脑出血。

5.保持出入量平衡

术后注意补液速度不宜过快,根据出量补充入量,以免入量过多,加重脑水肿。

6.功能锻炼

术后患者常出现偏瘫和失语,加强患者的肢体功能锻炼和语言训练。协助患者进行肢体的被动活动,进行肌肉按摩,防止肌肉萎缩。

(三)健康指导

1.清醒患者

(1)应避免情绪激动,去除不安、恐惧、愤怒、忧虑等不利因素,保持心情舒畅。

(2)饮食清淡,多吃含水分、含纤维素多的食物;多食蔬菜、水果。忌烟、酒及辛辣、刺激性强的食物。

(3)定期测量血压,复查病情,以及时治疗可能并存的动脉粥样硬化、高脂血症、冠心病等。

(4)康复活动。

应规律生活,避免劳累、熬夜、暴饮暴食等不利因素,保持心情舒畅,注意劳逸结合。

坚持适当锻炼。康复训练过程艰苦而漫长(一般为1~3年,长者需终生训练),需要信心、耐心、恒心,在康复医师指导下,循序渐进、持之以恒。

2.昏迷患者

(1)昏迷患者注意保持皮肤清洁、干燥,每天床上擦浴,定时翻身,防止压力性损伤形成。

(2)每天坚持被动活动,保持肢体功能位置。

(3)防止气管切开患者出现呼吸道感染。

(4)不能经口进食者,应注意营养液的温度、保质期及每天的出入量是否平衡。

(5)保持大小便通畅。

(6)定期高压氧治疗。

二、主要护理问题

(1)疼痛:与颅内血肿压迫有关。

(2)生活自理能力缺陷:与长期卧床有关。

<<<

(3)脑组织灌注异常:与术后脑水肿有关。

(4)有皮肤完整性受损的危险:与昏迷、术后长期卧床有关。

(5)躯体移动障碍:与出血所致脑损伤有关。

(6)清理呼吸道无效:与长期卧床所致的机体抵抗力下降有关。

(7)有受伤的危险:与术后癫痫发作有关。

第六节 脑 疝

当颅腔内某分腔有占位性病变时,该分腔的压力大于邻近分腔,脑组织由高压力区向低压力区移位,致脑组织、血管及脑神经等结构受压或移位,出现相应的临床表现,称为脑疝。脑疝是颅内压增高的危象和死亡的主要原因。治疗脑疝的关键在于及时发现和处理。处理原则包括快速降低颅内压和手术去除病因。

一、脑疝的解剖学基础

颅腔内部空间被硬脑膜形成的大脑镰及小脑幕分隔成幕上左右两个腔及幕下一个腔;幕上左右两个腔容纳左右大脑半球,幕下的腔容纳脑桥、延髓及小脑。大脑镰下的镰下孔容纳着联结左右大脑的胼胝体等结构,左右大脑半球活动度较大;中脑在小脑幕切迹裂孔中通过,外侧面有颞叶的钩回、海马回紧邻包绕环抱。发自大脑脚内侧的动眼神经环绕着大脑脚外侧向后沿着小脑幕切迹走行进入海绵窦的外侧壁经眶上裂出颅。颅腔与脊髓腔经后颅窝的枕骨大孔相通,延髓下端通过枕骨大孔与椎管中的脊髓相连。小脑蚓椎体下部两侧的小脑扁桃体位于延髓下端的背面,下缘与枕骨大孔后缘紧密相邻。

二、脑疝的名词解释

颅内病变所致的颅内压增高达到一定程度时,可使一部分脑组织移位,通过颅内硬脑膜结构或颅腔骨性结构形成的结构间隙,如大脑镰下缘、小脑幕切迹边缘、枕骨大孔,移位的脑组织被挤压到压力较低的位置,即为脑疝。脑疝是颅脑损伤、颅内占位性病变或脑积水等伤、病发展过程中的一种紧急而严重的情况,疝出的脑组织压迫脑干等重要结构或生命中枢,如发现不及时或救治不力,往往导致严重后果,临床必须给予足够重视。

根据脑疝发生的部位及所疝出的脑组织部位不同,脑疝可分为小脑幕切迹疝(又名颞叶钩回疝)、枕骨大孔疝(又名小脑扁桃体疝)、大脑镰(下)疝(又名扣带回疝)、小脑幕切迹上疝(小脑蚓疝)。上述脑疝可以单独发生,也可以同时或相继发生。

三、小脑幕切迹疝

(一)病因及发病机制

当幕上一侧占位性病变不断增长引起颅内压增高时,脑干和患侧大脑半球向对侧移位;半球上部由于有大脑镰限制导致其移位较轻,而半球底部近中线结构如颞叶的海马沟回等则移位较明显,可疝入脚间池,形成小脑幕切迹疝,使患侧的动眼神经、脑干、后交通动脉及大脑后动脉受到挤压和牵拉。

(二)病理

1.动眼神经损害

(1)颞叶钩回疝入脚间池内,直接压迫动眼神经及其营养血管。

(2)颞叶钩回先压迫位于动眼神经上方的大脑后动脉,再使夹在大脑后动脉与小脑上动脉之间的动眼神经受压。

(3)脑干受压下移时,动眼神经受牵拉。

(4)脑干受压,动眼神经核和邻近部位发生缺血、水肿或出血。

2.脑干变化

小脑幕切迹疝使中脑直接受压,脑干下移引起供血障碍,向上累积下丘脑,向下影响脑桥乃至延髓。

(1)中脑受颞叶钩回疝挤压时,前后径变长,横径变短,疝出的脑组织首先挤压同侧大脑脚,导致临床症状和体征发生在同侧(患侧)。继续发展则可累及整个中脑。脑干下移时使脑干纵行变形,严重时发生扭曲。如果是脑内出血性疾病,因为出血的速度快、出血量大则可导致疝出的脑组织首先挤压对侧大脑脚,导致临床症状和体征发生在对侧(健侧)。

(2)小脑幕切迹疝引起脑干缺血或出血的原因可能有 2 种:①脑干受压,静脉回流不畅、瘀滞,以致破裂出血。②因基底动脉受大脑后动脉、后交通动脉和颈内动脉牵拉固定作用,导致脑干下移程度远较基底动脉下移为甚,造成中脑和脑桥上部旁中区的动脉受到牵拉,引起血管痉挛或脑干内的小动脉破裂出血,导致脑干出血,并继发水肿和软化。

3.脑脊液循环障碍

中脑周围的脑池是脑脊液循环的必经之路,小脑幕切迹疝可以使该部位脑池阻塞,导致脑脊液向幕上回流障碍。脑干受压、变形、扭曲时,可引起中脑导水管梗阻,使被阻塞导水管以上的脑室系统扩大,形成脑积水,颅内压进一步增高。

4.疝出的脑组织的改变

疝出的脑组织如不能及时还纳,可因血液回流障碍而发生充血、水肿甚至嵌顿,跟严重的压迫脑干。

5.枕叶梗死

后交通动脉或大脑后动脉直接受压、牵张,可引起枕叶脑梗死。

(三)临床表现

1.颅内压增高

表现为头痛剧烈并逐渐加重,与进食无关频繁喷射性呕吐,随着头痛进行性加重伴有躁动不安,提示病情加重;急性脑疝患者视盘水肿可有可无。

2.意识障碍

随着病情进展,患者逐渐出现意识障碍,由嗜睡、朦胧到浅昏迷、昏迷,对外界的刺激反应迟钝或消失,系脑干网状结构上行激活系统受累的结果。

3.瞳孔变化

最初由于动眼神经受刺激可有时间短暂的患侧瞳孔变小,对光反应迟钝,但多不易被发现。以后随着动眼神经麻痹,该侧瞳孔逐渐散大,对光反射迟钝、消失,并有患侧上睑下垂,眼球斜视,说明动眼神经背侧部的副交感神经纤维已经受损。晚期如果脑疝进行性恶化,影响脑干血供时,由于脑干内动眼神经核功能丧失,则双侧瞳孔散大,直接和间接对光反应均消失,眼球固定不动,此时患者多处于濒死状态。

4.锥体束征

由于患侧大脑脚受压,出现对侧肢体力弱或瘫痪,肌张力增高,腱反射亢进,病理反射阳性。有时患侧快速出血性疾病导致脑干被推向对侧,在患侧脑干尚未受压前导致健侧大脑脚与小脑幕切迹游离缘相挤压,造成脑疝同侧的锥体束征,需引起注意,避免导致病变定侧定位错误。脑疝进展时可致双侧肢体自主活动消失,严重时可出现去脑强直发作,这是脑干严重受损的信号。

5.生命体征改变

患者表现为血压升高,脉搏有力,呼吸深慢,体温上升。到晚期,由于脑干受压,生命中枢功能紊乱而逐渐衰竭,呼吸不规则,出现潮式或叹息样病理呼吸,脉弱,血压忽高忽低,大汗淋漓或汗闭,面色潮红或苍白;体温可高达 41 ℃以上,体温不升或体温下降;最后呼吸循环衰竭致呼吸停止,血压下降,继而心跳也停止,患者临床死亡。

(四)辅助检查

1.CT 检查

头部 CT 扫描在小脑幕切迹疝诊断上中线移位程度及小脑幕切迹附近结构改变有助于病情判断。

2.MRI 检查

对神经组织结构显像优于 CT,有助于病情判断。

(五)诊断及鉴别诊断

根据临床表现及 CT 或 MRI 影像资料进行定位及定性诊断和鉴别诊断。

(六)治疗及预后

根据典型的临床表现,小脑幕切迹疝的诊断较容易,但临床上因发现不及时或处理不当而酿成严重后果甚至死亡的病例并不鲜见,尤其是瞳孔变化初期不易被发现,医护人员应该予以关注。

脑疝的紧急处理措施:维持呼吸道通畅;立即经静脉推注 20%甘露醇 250~500 mL;病变性质和部位明确者,立即手术切除病变;尚不明确者,尽快检查头部 CT 确诊后手术或做姑息性减压术,如颞肌下减压术,单侧或双侧去大骨瓣减压术,部分脑叶切除内减压术等;对有脑积水的患者,立即穿刺侧脑室做脑脊液外引流,待病情缓解后再开颅切除病变或做脑室-腹腔分流术。

经上述处理后,疝出的脑组织多可自行还纳,表现为散大的瞳孔逐渐回缩,患者意识好转。但也有少数患者症状不改善,估计疝出的脑组织已经嵌顿,术中可用脑压板将颞叶底面轻轻上抬或切开小脑幕,使嵌顿的脑组织得到解放,并解除其对脑干的压迫。

脑疝早期如经及时抢救大多数预后良好,晚期预后较差形成植物生存状态甚或死亡。

四、枕骨大孔疝

(一)病因及发病机制

颅内压增高时,因后颅窝出现压力梯度,颅内脑脊液经枕骨大孔向椎管内移动,颅内蛛网膜下腔和脑池体积逐渐缩小,导致两侧小脑扁桃体及邻近小脑组织也逐步下移,随脑脊液的移动经枕骨大孔疝入颈椎椎管内,称为枕骨大孔疝或小脑扁桃体疝。多发生于后颅窝占位性病变,也见于小脑幕切迹疝晚期。

枕骨大孔疝又可分为慢性和急性疝出两种:前者见于长期颅内压增高或后颅窝占位病变的患者,症状较轻;后者多突然发生,或在慢性疝出的基础上因某些诱因,如腰穿、排便用力使疝出程度加重,延髓生命中枢遭受急性压迫而功能衰竭,患者常迅速死亡。

(二)病理

枕骨大孔疝的病理改变:①慢性延髓受压,患者可无明显症状或症状轻微;急性延髓受压常很快引起生命中枢衰竭,危及生命。②脑脊液循环障碍,由于第四脑室正中孔梗阻引起脑积水和小脑延髓池阻塞所致的脑脊液循环障碍,均可使颅内压进一步升高,脑疝程度加重。③疝出的脑组织,即小脑扁桃体发生充血、水肿或出血,使延髓和颈髓上端受压加重。④慢性疝出的扁桃体可与周围结构粘连。

(三)临床表现

1.枕下疼痛、项强或强迫头位

疝出的脑组织压迫牵拉颈上部神经根,或因枕骨大孔区脑膜或血管壁的敏感神经末梢受牵拉,可引起枕下部疼痛,颈硬及局部压痛。为避免延髓受压加重,机体发生保护性或反射性颈肌痉挛,患者保持头部固定维持在适当位置而呈强迫头位。

2.颅内压增高

表现为剧烈头痛、频繁呕吐、慢性脑疝患者多有视盘水肿。

3.后组颅神经受累

由于脑干下移,后组颅神经受牵拉,或因脑干受压,出现眩晕、听力减退、轻度吞咽困难、饮食呛咳等症状。

4.生命体征改变

慢性脑疝者生命体征变化不明显;急性脑疝者生命体征改变显著,迅速出现呼吸和循环功能障碍,先呼吸减慢、脉搏细速、血压下降,很快出现潮式呼吸和呼吸停止,如不采取措施,不久心跳也停止。与小脑幕切迹疝相比,枕骨大孔疝的特点是:生命体征变化出现较早,瞳孔改变和意识障碍出现较晚,患者常可突然呼吸停止,昏迷而死亡。

5.其他

部分病例可出现眼震及小脑体征;锥体束征多数阳性;意识保持不变,很少有瞳孔变化。

（四）辅助检查

同小脑幕切迹疝。

（五）诊断及鉴别诊断

同小脑幕切迹疝。

（六）治疗及预后

枕骨大孔疝治疗原则与小脑幕切迹疝基本相同。凡有枕骨大孔疝症状而诊断已经明确者,应尽早手术切除责任病变;症状明显且有脑积水的应及时做脑室穿刺并给予脱水剂,然后手术切除病变;对呼吸骤停的患者,立即做气管插管呼吸机辅助呼吸,同时行脑室穿刺外引流脑脊液,静脉推注脱水剂,并紧急开颅清除原发责任病灶;术中将枕骨大孔后缘和寰椎后弓切除,硬脑膜敞开或扩大修补,以解除小脑扁桃体疝的压迫。若扁桃体与周围结构粘连,可试行粘连松解;必要时可在软膜下切除水肿、出血的小脑扁桃体,亦可电凝烧灼小脑扁桃体软膜下极使之向上段收缩,以减轻对延髓和颈髓上段的压迫及疏通脑脊液循环通路。

五、常见护理诊断/问题

（一）有脑组织灌注无效的危险

脑组织灌注无效与颅内压增高、脑疝有关。

（二）潜在并发症

呼吸、心搏骤停。

六、护理措施

脑疝确诊后应立即采取降低颅内压的措施,为紧急手术争取时间。

（一）快速降低颅内压

一旦出现脑疝,应立即给予脱水治疗,以缓解病情,争取时间。遵医嘱快速静脉输注甘露醇、甘油果糖、呋塞米、地塞米松等药物,并观察脱水治疗的效果。

（二）保持呼吸道通畅

立即给予氧气吸入,并保持呼吸道通畅。对呼吸功能障碍者,配合医师行气管插管和人工气囊辅助呼吸。

（三）观察病情

密切观察意识、生命体征、瞳孔及肢体活动等变化。

(四)紧急术前准备

协助医师尽快完善有关术前检查,做好急诊手术准备,尽快手术去除原发病。

(1)若难以确诊或虽确诊但病变无法切除,可通过脑脊液分流术、侧脑室外引流术或病变侧颞肌下、枕肌下减压术等降低颅内压,挽救生命。

(2)对于呼吸骤停的枕骨大孔疝,应立即做好钻颅术准备,进行脑室穿刺,缓慢放出脑脊液,使颅内压慢慢降低,然后行脑室引流,同时静脉滴注高渗脱水剂,以达到迅速降低颅内压的目的。

(五)心搏骤停的急救

若病情恶化并出现心搏骤停时,应即刻心肺复苏。

七、健康教育

指导患者避免颅内压增高的因素,如情绪剧烈波动、便秘、剧烈咳嗽、发热、呼吸道梗阻及癫痫发作。

八、关键点

(1)密切观察患者的生命体征、瞳孔、意识状态、神经系统症状和体征是早期发现脑疝的关键护理措施。

(2)颅内压增高者禁忌高压灌肠,避免诱发脑疝。

(3)有明显颅内压增高者,禁做腰椎穿刺,避免引发脑疝。

参 考 文 献

［1］高一鹭.神经外科诊疗常规［M］.北京:中国医药科学技术出版社,2020.

［2］赵继宗.神经外科复合手术学［M］.北京:人民卫生出版社,2022.

［3］赵继宗.神经外科学［M］.北京:中国协和医科大学出版社,2020.

［4］纪欢欢,孟萌,侯涛.神经外科疾病护理常规［M］.北京:化学工业出版社,
2022.04.

［5］郭良文.临床常见神经外科疾病学［M］.汕头:汕头大学出版社,2019.

［6］王文杰.现代神经外科疾病诊治［M］.开封:河南大学出版社,2021.

［7］李勇.神经外科常见病诊治进展［M］.昆明:云南科技出版社,2020.

［8］方占海.神经外科手术精要［M］.天津:天津科学技术出版社,2019.

［9］王泉亮.神经外科基础与临床［M］.郑州:郑州大学出版社,2019.

［10］朱超.现代神经外科手术治疗［M］.长春:吉林大学出版社,2019.

［11］王清华.现代神经外科技术与临床［M］.昆明:云南科技出版社,2019.

［12］周焜.神经外科常见病症临床诊治［M］.北京:中国纺织出版社,2020.

［13］葛建伟.神经外科基础理论与手术精要［M］.北京:科学技术文献出版
社,2020.

［14］何锦华.神经外科疾病治疗与显微手术［M］.北京:科学技术文献出版
社,2020.

［15］安宏伟.神经外科疾病学［M］.天津:天津科学技术出版社,2020.

［16］陈兆哲.神经外科常用手术解析［M］.郑州:郑州大学出版社,2019.

［17］顾更诗.临床神经外科治疗精要［M］.北京:科学技术文献出版社,2019.

［18］王义彪.临床神经外科实践指南［M］.天津:天津科学技术出版社,2020.

［19］刘立军.神经外科疾病手术及诊疗［M］.北京:科学技术文献出版社,2019.

［20］刘庆,唐运姣,袁健.神经外科疾病全病程管理［M］.北京:化学工业出版

社,2022.

[21] 夏佃喜.临床神经外科诊疗[M].长春:吉林科学技术出版社,2019.

[22] 翟红群.神经外科危重患者抢救与护理[M].成都:四川科学技术出版社,2022.

[23] 李彩.现代神经外科手术治疗精要[M].长春:吉林大学出版社,2019.

[24] 马新强.神经外科诊疗基础与手术实践[M].昆明:云南科技出版社,2019.

[25] 李晓飞.实用神经外科学[M].北京:中国纺织出版社,2022.

[26] 朱成伟.现代神经外科疾病诊疗新进展[M].哈尔滨:黑龙江科学技术出版社,2019.

[27] 邓昌武.现代神经外科诊疗学[M].长春:吉林科学技术出版社,2019.

[28] 倪炜.神经外科诊疗规范与新进展[M].北京:科学技术文献出版社,2019.

[29] 杨涛.精编神经外科诊疗基础与技巧[M].长春:吉林科学技术出版社,2019.

[30] 吕守华.神经外科疾病临床诊疗思维[M].北京:中国纺织出版社,2019.

[31] 杨冬旭,陈会召,王晓宁.神经外科与临床诊断[M].南昌:江西科学技术出版社,2019.

[32] 薄勇力,施宇,郭志钢.神经外科疾病诊疗与并发症处理[M].南昌:江西科学技术出版社,2018.

[33] 曾祥武,许宏武,唐晓平,等.现代神经外科诊疗技能[M].北京:科学技术文献出版社,2018.

[34] 李明军.现代神经外科治疗精要[M].北京:中国纺织出版社,2022.

[35] 赵宗茂,南成睿,刘津,等.神经外科典型病例[M].上海:上海科学技术文献出版社,2022.

[36] 许凤娟,穆景颂,黄炎,等.影响颅脑损伤患者日常生活活动能力的相关因素分析[J].中国康复,2023,38(5):300-303.

[37] 刘沛昕,李兆峰,孙军辉,等.脊髓损伤治疗方式的研究进展[J].现代医药卫生,2023,39(10):1720-1726.

[38] 柴佳园,黄斌,孙希希,等.超声无创评估颅内压增高的研究进展[J].浙江医学,2023,45(1):107-110.

[39] 张萍,张曼,王靖.基于循证理论的预见性护理干预对面肌痉挛微血管减压术患者术后并发症发生情况及生活质量的影响[J].临床医学研究与实践,2023,8(12):107-110.

[40] 刘娟,何月明,黄绮文.集束化护理在重症颅脑损伤患者气道管理中应用研究[J].基层医学论坛,2023,27(12):7-9.